W0248934

Mosaik bei
GOLDMANN

Buch

Ob Akupunktur, Qi Gong oder Fünf-Elemente-Ernährung: Das allgemeine Interesse an fernöstlichen Heilmethoden nimmt zu. Dieses Buch gibt eine fundierte Einführung in die Traditionelle Chinesische Medizin, kurz TCM genannt. Beatrice Wagner und Dr. Günter Gerhardt erklären die zugrunde liegende Philosophie und beantworten fundamentale Fragen rund um TCM. Das Buch bietet Hilfe zum Aktivsein durch Anleitungen zum Selbermachen, Checklisten und Informationen auf einen Blick. Hier erhält man Auskunft über die häufigsten Beschwerden und wie man diesen selbst entgegenwirken kann, man lernt die Grundregeln der Fünf-Elemente-Ernährung, die wichtigsten Akupressurpunkte sowie einige einfache, aber hilfreiche Qi-Gong-Übungen, und bekommt Unterstützung bei der Suche nach dem richtigen Therapeuten. Die umfassenden und gut recherchierten Informationen von der Spezialistin der fernöstlichen Heilmethoden lassen keine Fragen offen!

Autoren

Beatrice Wagner ist Medizinjournalistin und Autorin verschiedener Ratgeberbücher. Über die unterschiedlichen Facetten der traditionellen chinesischen Medizin hat sie sich in den letzten zehn Jahren mit Hilfe vieler Experten – aus China und aus Deutschland – kundig gemacht. Derzeit promoviert Beatrice Wagner im Bereich der Hirnforschung.

Dr. Günter Gerhardt, der Herausgeber dieses Buches, ist praktizierender Allgemeinarzt und TV-Arzt in ZDF und 3sat. Außerdem ist er der Kopf des Gesundheitsportals www.wissen-gesundheit.de. Dr. Gerhardt hat schon vor mehr als 30 Jahren eine Zusatzausbildung in Akupunktur gemacht – und war damit in Deutschland ein absoluter Vorreiter dieser Heilmethode.

Beatrice Wagner
Dr. med. Günter Gerhardt (Hrsg.)
Fachberatung:
TCM-Therapeut Stefan Herker

Traditionelle Chinesische Medizin

Sanftes Heilen aus dem fernen Osten

Mosaik bei
GOLDMANN

Die Ratschläge in diesem Buch wurden von den Autoren und vom Verlag sorgfältig erwogen und geprüft, dennoch kann eine Garantie nicht übernommen werden. Eine Haftung der Autoren bzw. des Verlags und seiner Beauftragten für Personen-, Sach- und Vermögensschäden ist ausgeschlossen.

Bildnachweis:

Archiv für Kunst und Geschichte, Berlin: S. 32, 57, 75;
Christopher Frank: S. 14; Claus Hansmann, München: S. 19;
Gisela Kelbert, Idstein: S. 81; Markus Richter Fotografie,
Stuttgart: S. 77; Mathias Michel: S. 39, 42;
Reinhard Tierfoto, Heiligkreuzsteinach: S. 78;
Tom Pingel Fotografie, Stuttgart: S. 45, 59, 61, 64, 131–135

Umwelthinweis:
Alle bedruckten Materialien dieses Taschenbuches
sind chlorfrei und umweltschonend.

1. Auflage
Aktualisierte Taschenbuchausgabe, Juli 2005
Wilhelm Goldmann Verlag, München,
ein Unternehmen der Verlagsgruppe Random House GmbH

Dort erschienen unter dem gleichnamigen Titel und der Nummer 2541
Umschlaggestaltung: Design Team München
Umschlagfoto: Zefa/Gaurier
Illustrationen: G. Scholz, Dornburg
Satz: Buch-Werkstatt GmbH, Bad Aibling
Druck: GGP Media GmbH, Pößneck
Verlagsnummer: 16717
WR · Herstellung: Stefan Hansen
Printed in Germany
ISBN 3-442-16717-5
www.goldmann-verlag.de

Inhalt

Neue Heilkraft mit alter Medizin

Nicht nur Faszination des Fremden

Die Traditionelle Chinesische Medizin wirkt auf uns fremdartig und widersprüchlich. Diagnosen wie »Kopfwind« oder »Leberhitze« klingen für einen westlichen Arzt oft sehr befremdlich. Therapien mit dem seltsamen Namen »attacking the dragon« (den Drachen attackieren) scheinen auch nicht für die Ernsthaftigkeit in einer Medizin zu sprechen. Dennoch: Immer mehr Patienten akzeptieren die Traditionelle Chinesische Medizin (TCM) trotz allem, was fremdartig, unlogisch oder unbeweisbar scheint. Sie schlucken klaglos bittere Kräutersude gegen eine »übermäßige kalte Feuchtigkeit, die Milz und Magen angreift«. Gegen eine »Blut- und Qi-Disharmonie« lassen sie sich tapfer von langen Nadeln stechen. Viele werden belohnt. Erfolg stellt sich selbst bei solchen Patienten ein, die schon eine lange und fruchtlose Odyssee durch schulmedizinische Praxen und Krankenhäuser hinter sich haben. Die TCM wird im Westen zunehmend wichtiger. Was steckt eigentlich hinter der Traditionellen Chinesischen Medizin?

Ausgehend von der Beobachtung, dass Krankheiten bei verschiedenen Menschen unterschiedlich auftreten, schenkt die TCM dem Patienten große Beachtung. Nicht der Bazillus ist wichtig, sondern das Terrain, in dem er sich aufhält. Das Terrain ist der Mensch selbst – mit all seinen Organen, Substanzen, Emotionen, Denkweisen, Träumen und Eigenheiten. Wenn er gesund ist, bildet alles zusammen eine harmonische Einheit. Diese Harmonie erfordert keine Anstrengung. Krankheit ist etwas Störendes in diesem Bild. Sie bedeutet Disharmonie. Etwas funktioniert nicht mehr im Gefüge der vielen aufeinander bezogenen Phänomene und Dinge. Damit der TCM-Therapeut die Disharmonie erkennt, muss er den Patienten individuell einschätzen. Eine Disharmonie lässt sich nicht durch einen Vergleich mit standardisierten Werten erkennen.

Harmonie und Gesundheit ...
... sind gleichbedeutend mit der Ausgeglichenheit der verschiedenen Tendenzen in einigen Menschen.

Ungebrochene Tradition

Das zugrunde liegende Verständnis von Krankheit und Gesundheit des Menschen reicht mehr als zwei Jahrtausende zurück, so alt ist jedenfalls das älteste schriftliche Werk zur TCM. Die Therapieverfahren wurden zwar im Lauf der Jahre verfeinert, doch die Prinzipien sind weitgehend unverändert. Diese Situation ist erst einmal mit der Vorstellung vergleichbar, wir würden in Europa ernsthaft die Medizin der alten Kelten und

Germanen zu Rate ziehen, um eine Stirnhöhlenentzündung, Nervenausfälle oder rheumatische Gelenkerkrankungen zu heilen. Dementsprechend wurde außerhalb Chinas die TCM bis vor 20 Jahren nicht ernst genommen.

Schriftliche Überlieferung

Das älteste schriftliche Werk der TCM ist das Neijing. Aber auch das Wissensgut der chinesischen Kräuterheilkunde wurde erst mündlich überliefert und dann in Büchern zusammengetragen.

Im Gegensatz zur Naturmedizin unserer Vorfahren hat sich die Traditionelle Chinesische Medizin beständig weiterentwickelt. Heute ist es ein komplexes diagnostisches und therapeutisches System mit einem ganzheitsorientierten Ansatz. Neben der Akupunktur, dem im Westen bekanntesten TCM-Verfahren, beinhaltet sie Heilkräuterkunde (Arzneimitteltherapie), die Fünf-Elemente-Ernährung (Diätetik), Tuina (eine umfassende Massageform) und Qi Gong (eine Atem- und Bewegungsmeditation). Die Stärken der TCM liegen vor allem in der Behandlung von so genannten funktionellen Krankheiten, bei denen mit westlichen Methoden noch keine strukturellen Veränderungen zu erkennen sind und die chronisch wiederkehren.

Über zehn Prozent der Bevölkerung haben eine chronische Krankheit wie Neurodermitis, Asthma, Rheuma oder Zuckerkrankheit (Diabetes). Diese Patienten müssen ein Leben lang mit ihrer Krankheit umgehen. Nach westlichen Maßstäben haben sie höchstens Aussicht auf Linderung, nicht aber auf Heilung. Darüber hinaus leiden mehr als 60 Prozent der Bevölkerung unter so genannten Bagatellkrankheiten. Mehrmals im Jahr haben sie eine Erkältung, an der sie wochenlang herumlaborieren. Sie fühlen sich abgeschlagen, nervös oder unruhig. Sie klagen über Verstopfung, Kopfschmerzen oder Schlafstörungen. Sie sind wetterfühlig oder depressiv verstimmt.

Chronische, degenerative, banale und durch Mangelzustände hervorgerufene Krankheiten sind die klassischen Fälle für eine TCM-Behandlung. Bei Krankheiten, die nicht richtig messbar und greifbar sind, ist die westliche Medizin trotz moderner Diagnoseverfahren, einer neuen Generation von Medikamenten und Hightech-Apparaten der Traditionellen Chinesischen Medizin unterlegen. Vielerorts versucht man, von den Stärken beider Systeme zu profitieren.

Traditionelle Chinesische Medizin in Ost und West

Innerhalb der konventionell ausgerichteten Medizin ist vor allem die Akupunktur verbreitet und wird besonders zur Schmerzbehandlung angewandt. In den Schmerzambulanzen fast aller deutscher Universitäten und größerer Krankenhäuser ist die Akupunktur seit mehreren Jahren etabliert. Die Weltgesundheitsorganisation WHO (World Health Organization) hat eine Liste mit Krankheiten veröffentlicht, bei denen die Akupunktur für den Patienten sinnvoll ist. Diese Liste (siehe Seite 16 und 17) ist breit gefächert. Es zählen dazu Entzündungen der Atemwege, Augenerkrankungen, Erkrankungen der Mundhöhle, Erkrankungen des Magen-Darm-Traktes sowie verschiedene neurologische und orthopädische Erkrankungen.

TCM-Diagnose

Ein Charakteristikum der TCM ist die »Analyse aller Zeichen und Symbole«. Aus der Vielzahl dieser Eigenheiten wird der individuelle Gesundheitszustand ermittelt.

Im November 1997 hat die US-amerikanische Regierungsorganisation »National Organization of Health« erstmals die Wirksamkeit von Akupunktur bei vier Indikationen offiziell anerkannt, nämlich bei Erbrechen nach Operationen und nach einer Chemotherapie, bei Schwangerschaftserbrechen sowie bei Zahnschmerzen nach einem gezogenen Zahn. Für eine Reihe weiterer Erkrankungen wie Kopfschmerzen, Tennisellenbogen, Regelstörungen, Schlaganfall oder auch Asthma sieht sie die Akupunktur als wirksame Alternative. Sie weist auch darauf hin, dass zur vollständigen Anerkennung einer über die reine Schmerztherapie hinausgehenden Wirkung weitere Studien erforderlich seien.

In der Volksrepublik China sind seit Anfang der Siebzigerjahre des 20. Jahrhunderts die Traditionelle Chinesische Medizin und die westliche Schulmedizin als gleichwertig akzeptiert. Man unternimmt von offizieller Seite große Anstrengungen, die Wirkungsweise von Akupunktur und chinesischen Kräutern mit modernen wissenschaftlichen Methoden zu erklären. Diese Entwicklung hat in den Fünfzigerjahren begonnen, als Mao verkündete, die TCM sei ein Schatz, der gehoben werden müsse.

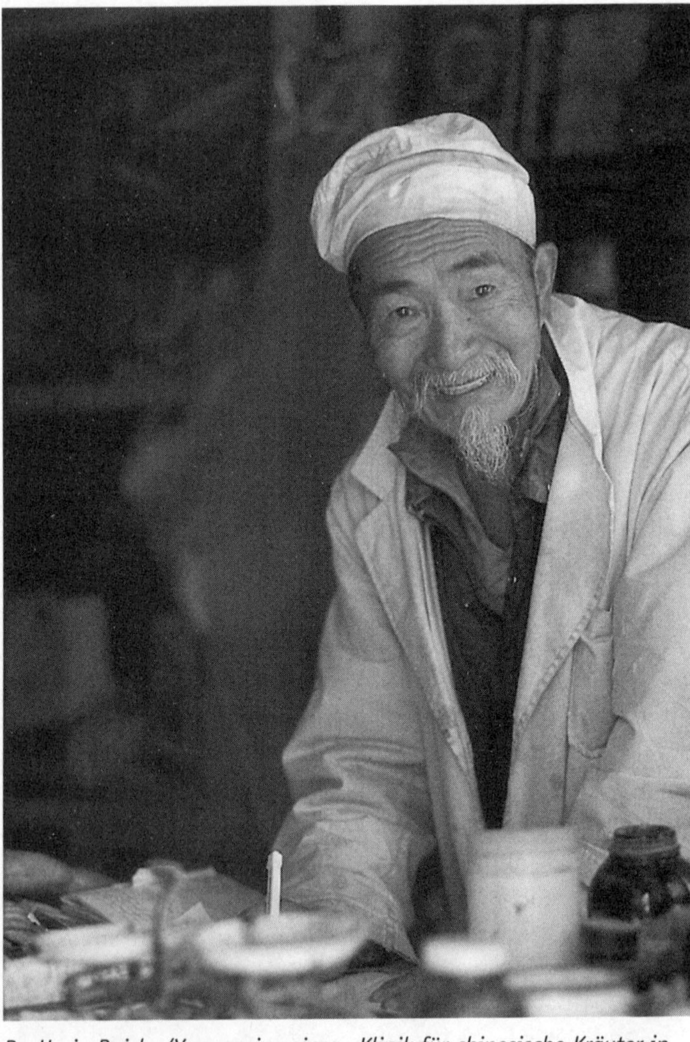

Dr. Ho in Baisha/Yunnan in seiner »Klinik für chinesische Kräuter in den Jade-Bergen von Lijiang«.

Vielerorts wurden Universitäten gegründet, an denen TCM und westliche Schulmedizin gleichberechtigt nebeneinander gelehrt werden. Daraus hat sich auch ein »Miteinander« entwickelt: Die »integrierte Medizin« (Zhong Xi Yi Jie He) ist ein drittes System, das aus den beiden zuvor genannten Richtungen die jeweils optimale Behandlungsmethode auswählt. So gibt es in vielen schulmedizinischen Krankenhäusern eine Abteilung für TCM. In TCM-Krankenhäusern wiederum setzt man in der Notaufnahme und Intensivstation viel Schulmedizin ein.

Augen auf bei der Auswahl des Therapeuten

Die in Europa angebotene Traditionelle Chinesische Medizin unterscheidet sich nochmals völlig von jeder in China praktizierten. Kein deutschsprachiger Arzt oder Heilpraktiker besitzt eine komplette Ausbildung in der alten chinesischen Heilkunst. Auch gibt es keine offiziellen Prüfungen oder gar Qualitätsmaßstäbe, an denen sich westliche Mediziner orientieren müssen. Für Patienten bedeutet dies, dass sie sowohl an einen gut ausgebildeten Therapeuten der TCM geraten können als auch an einen Scharlatan, der sich ein paar Grundkenntnisse erworben hat und nun auf einer Modewelle mitschwimmt. TCM gilt zwar als Medizin ohne Nebenwirkungen. Das impliziert jedoch nicht, dass sie – falsch angewandt – keinen Schaden verursachen könnte. Gerade im Bereich der Kräutermedizin ist es leicht möglich, die Symptomatik zu verstärken. Als Patient muss man also selbst die Spreu vom Weizen trennen.

Zur Auswahl eines guten Therapeuten erhalten Sie im Service Center ab Seite 139 wichtige Hinweise.

Offizielle Liste der von der WHO angezeigten Krankheiten für eine Akupunkturbehandlung

- **Atmungstrakt**
  Akute Stirnhöhlenentzündung
  Akute Nasenschleimhautentzündung
  Allgemeine Erkältungskrankheiten
  Akute Mandelentzündung
  Akute Bronchitis
  Bronchialasthma

- **Augenerkrankungen**
  Akute Bindehautentzündung
  Netzhauterkrankungen (Retinitis)
  Kurzsichtigkeit
  Grauer Star
  Lähmungen nach Schlaganfall

- **Erkrankungen der Mundhöhle**
  Zahnschmerzen
  Schmerzen nach einem gezogenen Zahn
  Zahnfleischentzündung
  Akute und chronische Entzündung der Rachenschleimhaut

- **Erkrankungen des Magen-Darm-Traktes**
  Krampfanfälle der Speiseröhre
  Schluckauf
  Tiefstand des Magens

Akute und chronische Magenschleimhautentzündung
Übersäuerung des Magens
Chronisches Zwölffingerdarmgeschwür
Akute und chronische Schleimhautentzündung des Dickdarms
Akute Bakterienruhr
Verstopfung
Durchfall
Darmverschluss infolge von Darmlähmung

- **Neurologische und orthopädische Erkrankungen**

Kopfschmerzen
Migräne
Trigeminusneuralgie
Facialislähmung
Erkrankungen der körperfernen Nerven
(Periphere Neuropathien)
Kinderlähmung (Poliomyelitis)
Schwindel, Hörverlust und Ohrensausen
(Morbus Menière)
Neurogene Blasendysfunktion
Bettnässen
Tennisellenbogen
Ischialgien, Lumbalgien
Rheumatische Gelenkentzündung
Schmerzen im Zwischenrippenraum
Schulter-Arm-Syndrom

Das Neijing – Des Gelben Kaisers Klassiker

Der Gelbe Kaiser, Huangdi, galt als wahres Wunderkind. Als er heranwuchs (nach der chinesischen Mythologie um etwa 2600 v. Chr.), erwies er sich als aufrichtig, weise, ehrlich und mitfühlend. Er eignete sich umfassendes Wissen an und entwickelte einen scharfen Blick für die Natur. Sein Volk erkannte, dass er ein geborener Führer war, und wählte ihn zum Kaiser.

Während seiner Herrschaft diskutierte Huangdi mit seinem Minister Qi Bo und anderen über Medizin, Gesundheit, Lebensstil, Ernährung und taoistische Kosmologie. Aus diesen legendären Lehrgesprächen entstand das »Neijing« – das Grundlagenwerk der Traditionellen Chinesischen Medizin.

Im Service Center ab Seite 96 sehen Sie, wie man gemäß der Natur und der Jahreszeiten lebt.

Das Neijing, auch »Des Gelben Kaisers Klassiker der Medizin« oder kurz »Der Gelbe Kaiser« genannt, ist ein Monumentalwerk, in dem die gesamte antike Erfahrungsmedizin verborgen ist. Ähnlich wie die Bibel wurde es häufig neu übersetzt und damit neu interpretiert.

Info: Gelb

Huang, die Farbe gelb, war bei den Chinesen lange Zeit äußerst positiv besetzt. Im sechsten Jahrhundert n. Chr. wurde sie zur Ehrenfarbe, die allein dem Kaiser und, als Ausnahme, den buddhistischen Mönchen zustand. Gelb entspricht auch dem Element Erde und der fünften Himmelsrichtung, der Mitte, welche beide eine besondere Stellung einnehmen.

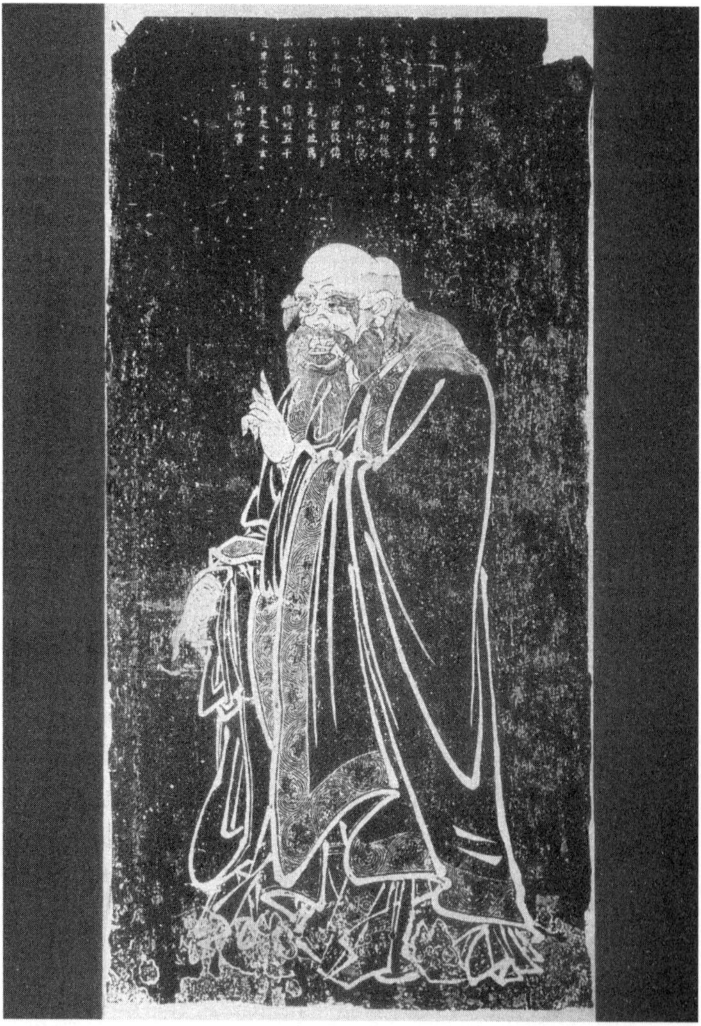

Die Lehren des Philosophen Laotse bestimmen noch heute die Traditionelle Chinesische Medizin.

Es trägt klassische Merkmale des Taoismus, der zur Zeit des Weisen Laotse (ca. 480 bis 390 v. Chr.) herrschenden Naturphilosophie. Danach ist alles in der Natur und im Universum in einem ständigen zyklischen Wandel begriffen. Tao (sprich dao) ist die innere Gesetzmäßigkeit, der die Vorgänge in der Natur unterliegen.

Laotse

Der Name Laotse bedeutet »Alter Meister«. Den eigentlichen Namen des Gründers des Taoismus kennt man nicht. Manche bezweifeln, dass das »Buch vom Tao und seiner Wirkkraft« von ihm selbst stammt.

Die Menschen sind als Kinder des Universums in die allumfassenden Zyklen eingebunden. Zwischen den Erscheinungen in der Natur und den Vorgängen im Körper bestehen demnach systematische Entsprechungen, die es zu entdecken gilt. Davon handelt das Neijing, und darum geht es immer noch in der TCM.

Alle Phänomene der Welt haben Einfluss auf unsere natürliche Lebenskraft. Sie können sie stimulieren und anregen, stärken, unterdrücken oder ganz lähmen. Unsere Art zu leben und unsere Umwelt bestimmen unsere Gesundheit entscheidend mit. »Gesundheit und Wohlbefinden könnt Ihr nur erlangen, wenn Ihr Eure Energie nicht vergeudet und den Fluss von Qi und Blut konstant haltet, wenn Ihr Euch den jahreszeitlichen Veränderungen und den jährlichen makroskopischen Einflüssen anpasst und vorbeugend Euer Selbst nährt.« So lautet die Essenz des Neijing. (Zitiert nach Dr. Maoshing Ni, der den Gelben Kaiser im Jahr 1995 neu ins Englische übersetzt und herausgegeben hat).

Maßlosigkeit

Und so realistisch schätzten schon die alten Meister die Schwächen der Menschen ein: »Heutzutage hat sich der Lebensstil der Menschen verändert. Sie trinken Wein, als wäre es Wasser, sie geben sich zerstörerischen Aktivitäten hin, sie erschöpfen ihr Jing – die in der Niere gespeicherte Essenz des Körpers – und vergeuden ihr Qi. Sie wissen nicht um die Geheimnisse der Pflege der Energie und Lebenskraft. Sie sind nicht imstande, ihren Lebensstil und ihre Ernährung zu regulieren, und schlafen auf unangemessene Weise.« So weit der kluge Minister Qi Bo im Dialog mit dem »Gelben Kaiser«. Viele Generationen später sind die Menschen immer noch nicht maßvoller geworden. Zudem lauern in unserer Welt Gefahren und neue Krankheiten, von denen die alten traditionellen Mediziner noch nichts ahnten. Allergien gegen Lebensmittel, bestimmte Stoffe und Substanzen, dem geballten Stress im Alltag, Aids, Umweltverschmutzung oder denaturierter Nahrung ist natürlich nicht ohne weiteres mit den überlieferten Rezepten der TCM zu begegnen.

Die TCM ist keine Wunderkur und kein Allheilmittel, zumal es so etwas leider überhaupt nicht gibt. Doch sie ist eine mittlerweile weit verbreitete und zunehmend anerkannte Methode, die Lösungen für viele gesundheitliche Probleme bietet, bei denen die westliche Schulmedizin hilflos ist. Daher ist es mitunter sinnvoll, die Ratschläge der TCM zu beachten (Zu den Beschwerden, die sich mit TCM behandeln lassen, siehe auch Service Center, Seite 109 ff.).

Ihre Domäne ist die Vorbeugung und die Nachsorge. Und weil in der Diagnose der Blick nicht auf Laborparameter, Röntgenbilder und andere objektive Messungen fixiert ist, kann der TCM-Therapeut ein gestörtes Zusammenspiel zwischen verschiedenen Funktionsbereichen erkennen. Damit liegt eine Stärke der TCM in der Behandlung von chronischen Fällen und von funktionalen Störungen.

Die Stärken der westlichen Medizin liegen eindeutig in der Behandlung von akuten Krankheiten, von Notfällen und bei Erkrankungen der Organe. Ihre Domäne sind klar messbare Krankheitsursachen wie eine bakterielle Infektion oder ein Tumor.

Aber bis es zu schulmedizinisch diagnostizierbaren Krankheiten kommt, kann man mit Hilfe der TCM viele Krankheiten abwenden und auf bereits bestehende Beschwerden heilsam einwirken.

Unterschiede TCM – westliche Medizin

Welt der Entsprechungen

Der Traditionellen Chinesischen Medizin liegt die Theorie von Yin und Yang zugrunde. Nach ihr haben alle Phänomene der Welt und des Universums ein Gegenteil und bilden mit ihm zusammen eine Einheit. Die beiden polaren Gegensätze sind aber nicht statisch, sondern wirken im Wechselspiel zusammen. Die Gegensätze Yin und Yang gehören wie die Vorder- und Rückseite eines Blattes Papier zueinander. In nur einem Fall ist eine Trennung denkbar – im völligen Stillstand, der den Tod bedeutet (Mit dem Test im Service Center auf Seite 101 können Sie herausfinden, ob Sie ein Yin- oder Yang-Typ sind).

Durch das Denken in Yin- und Yang-Kategorien kommen Menschen im asiatischen Kulturkreis in einigen Bereichen oft zu anderen Einschätzungen als im Westen. In der westlichen Naturheilkunde gilt beispielsweise eine Abhärtung durch kalte Güsse – möglichst noch im Winter – als ein bewährtes Verfahren, um den Körper vor Erkältung und anderen Erkrankungen zu schützen. Nicht so in der TCM: Hier soll man genau umgekehrt im Winter die Kälte meiden und die Wärme suchen. Denn in dieser Jahreszeit, wenn sich das Yin stärker an

Einteilung der Organe

Alle Organe können als Yin oder Yang klassifiziert werden. Jedes Yang-Organ hat auch einen Yin-Aspekt, der unterstützt und nährt. Jedes Yin-Organ hat einen aktivierenden Yang-Aspekt.

der Oberfläche befindet, zieht sich die Yang-Energie, die Lebenskraft, ins Innere zurück und sollte dort nicht gestört werden (Eine Übersicht über das Leben mit den Jahreszeiten finden Sie im Service Center auf Seite 97). Das andere grundsätzliche Konzept, das man verstehen muss, wenn man die TCM begreifen will, ist die Fünf-Elemente-Lehre: Metall, Holz, Wasser, Feuer und Erde sind die fünf Grundbestandteile des Lebens. Ihnen können alle Dinge und Erscheinungen zugeordnet werden, auch Körperfunktionen oder Krankheitssymptome. Die fünf Elemente stehen ebenfalls nicht statisch nebeneinander, sondern befinden sich in einem Kreislauf, in dem immer wieder eins aus dem anderen hervorgeht.

Die Yin-Yang-Theorie und das Fünf-Phasen-Modell sind Entsprechungslehren. Sie entstanden aus dem Wunsch, die Welt und ihre Zusammenhänge zu begreifen. Man nahm an, dass Ähnliches auch ähnlich reagiert. So fasste man seit dem ersten Jahrtausend v. Chr. Dinge und Erscheinungen der gesamten Welt in Gruppen zusammen. Alle Mitglieder einer Gruppe sollten in ähnlicher Weise auf die Mitglieder der anderen Gruppe reagieren. Man teilte die Beobachtungen von der Welt, der Natur, dem Körper den Gruppen zu und schuf immer feinere Einteilungen, bis irgendwann jedes Phänomen einen Platz erhalten hatte.

»Der Weg kennt weder Dämonen noch Geister, er kommt aus sich selbst, und er geht auch aus sich selbst«, ist im über 2000 Jahre alten Neijing zu lesen. Man nimmt an, dass sich in dieser Zeit die Schemata der Entsprechungen gefestigt hatten und als eine Grundlage der chinesischen Natur- und Heilkunde nicht mehr verändert wurden. Ein strenges, auf Ursachen bezogenes Denken ersetzte das durch Götter, Dämonen und Ahnen geprägte Weltbild.

Info: Yin und Yang

Mit Yin war ursprünglich die schattige Seite eines Hügels gemeint und mit Yang die sonnige. Demnach bedeutet Yin alles aus dem Bereich Dunkelheit, Kälte, Ruhe und Empfängnis. Yang beinhaltet das Gegenteil: Helligkeit, Wärme, Aktivität und das Gebende. Davon ausgehend, wird mit Yin bis heute das Materielle verbunden (das wie ein feuchtkalter Ackerboden ein Samenkorn aufnimmt und ihm Nährstoffe bietet), und Yang ist das Immaterielle, die Energie und die Bewegung (das wie das Sonnenlicht dem Samenkorn Energie spendet und zum Leben erweckt). Das Zeichen für Yin und Yang ist die so genannte Monade, in der eine S-förmige Linie den schwarzen von dem weißen Bereich trennt. Aber weil auch in der TCM nicht alles entweder schwarz oder weiß ist, enthält jeder Bereich einen kleinen Kreis mit der jeweils anderen Farbe.

Organik oder Mechanik?

»Der Wert der TCM liegt in ihrer Organisation der Beobachtung, dem Herausarbeiten von Mustern, dem Aufdecken von Beziehungen und Qualitäten des Seins.«
Ted J. Kaptchuk

Wenn ein Herzkranker zu einem westlichen Internisten kommt und ihm beiläufig von seiner panischen Angst erzählt, auf einem Turm zu stehen und nach unten zu schauen, wird sich der Internist damit nicht lange aufhalten. Er wird dem Patienten raten, mit der Höhenangst in eine Psychotherapie zu gehen, und wendet sich dann wieder den Herztönen, dem EKG oder dem Puls zu. Das ist der im Westen charakteristische Ansatz: den speziellen Schmerz behandeln und sich auf das unmittelbare Umfeld der Beschwerden konzentrieren. Der westliche Mediziner stellt sich die Frage: Welches x verursacht y?

Für den TCM-Therapeuten ist die Höhenangst seines Patienten genauso aufschlussreich wie dessen unruhiger Puls. Er wird den Patienten daraufhin sogar eingehender nach dessen Seelenzustand befragen. Ihn interessiert, ob sein Patient vielleicht eine Art von Manie besitzt und ob er irgendeinen Kummer hat.

In der TCM hat alles einen direkten oder indirekten Bezug zueinander. Erst die Vielzahl von Symptomen bildet ein übergreifendes Muster, in welches der Therapeut eingreifen kann. Die überlieferten Lehren, die Zuordnungen und Entsprechungen helfen bei der Entscheidung, wie wichtig ein Symptom für das Beschwerdebild ist. Auf einen Nenner gebracht:

Der TCM-Therapeut stellt sich die Frage: Was ist die Beziehung zwischen x und y?

In der westlichen Welt wird der Mensch mit einer Maschine oder einem Uhrwerk verglichen, das man dann versteht, wenn man es in immer kleinere Teile zerlegt. Krankheit ist eine Fehlfunktion der biologischen Mechanismen. Die Aufgabe des Arztes ist es, physikalisch oder chemisch einzugreifen und die Fehlfunktion eines bestimmten Mechanismus zu korrigieren. Verschiedene Spezialisten kümmern sich um verschiedene Teile des Körpers. Weil sich die westliche Medizin auf immer kleinere Teile des Körpers konzentriert, ist es in diesem System schwierig, eine Krankheit als Störung des gesamten Organismus zu erkennen.

In der östlichen Welt verliert man nie aus den Augen, dass der Patient ein menschliches Wesen ist, das in eine natürliche und auch soziale Umwelt eingebettet ist. Äußere Einflüsse wie etwa Geographie, Klima und Jahreszeit betrachtet der TCM-Therapeut genauso wie innere, zum Beispiel Emotionen und unsere Reaktionen darauf. Natürlich sind in der TCM die so genannten körperlichen Symptome genauso wichtig, sehr differenziert werden zum Beispiel Puls, Haut, Konstitution oder Zunge diagnostiziert. Unsere westliche Einteilung des Menschen in Körper und Geist ist der TCM allerdings genauso fremd wie uns etwa die Vorstellung von Qi.

Die neueren Tendenzen in der Schulmedizin sowie auch moderne unkonventionelle Richtungen beziehen zunehmend den gesamten Menschen in die Betrachtung und Therapie ein. Ebenso bedient sich auch die östliche Medizin gerne der Errungenschaften aus der westlichen Schulmedizin. Diese

Tendenzen sollte man auch berücksichtigen, wenngleich hier nicht immer auf diese Annäherungen eingegangen wird.

Info: Qi

Der östliche Begriff Qi (sprich tschi) hat in westlichen Sprachen viele Entsprechungen. Einerseits ist es die Kraft und Energie, die alles in der Natur leben und funktionieren lässt. Andererseits ist es auch etwas feinstofflich Materielles, wie Luft, Dampf oder Atem, das sich überall verteilt und damit zum Leben erweckt. Qi ist Materie und Energie zugleich. Es wird durch sein Wirken verstanden. Qi fließt ständig. Stillstand ist der Tod.

Im Menschen fließen einige Arten von Qi. Das vererbte Qi ist nur in einer begrenzten Menge vorhanden und kann nicht wieder aufgefüllt werden. Man kann sparsam mit ihm umgehen, indem man im Leben Maß hält. Es ist vergleichbar mit unserer Konstitution. Das Qi des Atems liegt sozusagen in der Luft. Der Mensch nimmt es über die Lunge auf, und das Qi der Nahrung über die Nahrung. Der Körper kann diese Arten von Qi wandeln und verschiedenen Funktionen zuführen. Es begleitet jede Bewegung im Körper und ist an allen zentralen Funktionen beteiligt. Eine wichtige Aufgabe ist der Schutz vor schädlichen äußeren Einflüssen. Diese Aufgabe erfüllt das Abwehr-Qi (Wei-Qi). Aufgrund seiner Dynamik ist Qi ein Yang-Phänomen.

Funktionell gedacht

Im Osten hat man das Bild, der Mensch sei ein Miniatur-Universum, in dem die Jahreszeiten oder die Fünf Elemente verkörpert sind. Die Vorstellung könnte sich aus frühen Erfahrungen mit der Natur und der Landwirtschaft gebildet haben. So gibt es Menschen, die ein hitziges und schnelles Temperament haben wie ein Feuer im Sommer. Andere Menschen gleichen der Stille und Kühle des Winters.

Miniatur-Universum

In der TCM gilt jeder Mensch als Miniatur-Universum. Das Dynamische und Verändernde wird durch die Yang- oder Feueraspekte ausgedrückt, das Nachgiebige durch die Yin- oder Wasseraspekte.

Und genauso wie Flüsse durch die Landschaft fließen und sich das Wasser in Seen sammelt, durchströmt die Lebensenergie Qi den Körper auf Leitbahnen und verweilt in Organen. Eine Grundlage dieses Konzepts bildete vermutlich die besondere Bedeutung der Bewässerung für die chinesische Landwirtschaft. Die Reisfelder, die nicht genügend bewässert wurden, verkümmerten. Genauso verhält es sich mit dem Körper. Wo kein Qi ist, ist auch kein Leben. Unter krankhaften Bedingungen können die Leitbahnen blockiert sein, oder das Qi läuft gegen die normale Richtung. In solchen Fällen sind ganze Organbereiche vom Durchfluss ausgespart.

Respekt vor den Toten

Für die traditionell ausgebildeten Mediziner in China hat die korrekte Anatomie und Physiologie keine so übergeordnete Rolle wie bei uns. Die Grund dafür liegt im Kulturellen. Im alten China galt es als respektlos, einen toten Körper aufzuschneiden. Sezieren, obduzieren und selbst chirurgische Eingriffe waren bis ins zwanzigste Jahrhundert allgemein tabu. Daher konnte man sich in der TCM nur eine ungefähre Vorstellung von den Organlagen und ihren Funktionen, vom Blutkreislauf und anderen Systemen im Körper machen.

Chirurgie in der TCM

Das Fehlen der Chirurgie ist typisch für die TCM. Nach der Tradition war es unziemlich, den Körper, den die Eltern gegeben haben, zu verstümmeln.

Das Wissen um die körperlichen Funktionen entstand aus Beobachtungen und Schlussfolgerungen. Über die Jahrhunderte hinweg ist daraus ein umfassendes Erfahrungswissen entstanden. Damit ist es der TCM möglich, Symptome zu diagnostizieren, lange bevor ein westlicher Mediziner einen klinisch relevanten Befund erstellen kann, und durch die frühzeitige Feststellung von noch harmlosen Symptomen greift der TCM-Therapeut wesentlich früher ein als ein westlicher Arzt.

Disharmonie-Muster

In der TCM existiert der Begriff Krankheit nicht. Hier spricht man von einem Disharmoniemuster. Dieses existiert bereits dann, wenn noch keine Krankheit im westlichen Sinne ausgebrochen ist. Ein weiterer Unterschied zur westlichen Krankheit: Das Disharmoniemuster kann nicht von dem Patienten, in dem es auftritt, getrennt werden. Denn die TCM ist eine Medizin der Relationen: Sie kennt viele Wechselbeziehungen, von deren Balance das Befinden des Menschen abhängt. Produziert ein Organ zu viel Wärme, dann ist es entscheidend, ob ein anderes Organ, mit dem es in enger Beziehung steht, ausreichend Yin besitzt, um zu kühlen. Tritt ein krankmachender Faktor in den Körper ein, dann hängt seine Wirkung auf den Menschen davon ab, wie stark dessen »Abwehr-Qi« (Wei-Qi) ist. Die Beschwerdeursachen werden also nicht objektiv gemessen und mit Normalwerten verglichen, wie es im Westen der Fall ist. Sie werden vielmehr in Relation zu einem Gegenspieler ausgedrückt.

Die Disharmoniemuster sind unterteilt in solche, die sich zum Beispiel in Schwäche, Langsamkeit, Kälte und Zurückhaltung (Yin), und solche, die sich in Stärke, Aktivität, Hitze und Übertreibung manifestieren (Yang).

Ein Yin-Zustand geht auf eine Qi-Schwäche zurück. Tendenziell führt dieser Zustand zu einer Inaktivität. Die Organsysteme, in denen die Schwäche auftritt, funktionieren nicht mehr richtig. Blässe, kalte Hände und Füße, starkes Frieren, niedriger Blutdruck, Müdigkeit, verminderte Aktivität, Depression mit Antriebsmangel sind die Folgen.

Zu einem Yang-Zustand führt eine Fülle an Qi. Hyperaktivität, Hitzeerscheinungen, Blutfülle, Rötung, akuter, stechender oder krampfartiger Schmerz, innere Unruhe, Nervosität und Übererregung sind meist die äußeren Kennzeichen. Ein reiner Yin-Zustand oder ein reiner Yang-Zustand sind bei einem lebenden Wesen unmöglich. Das eine wäre die totale In-

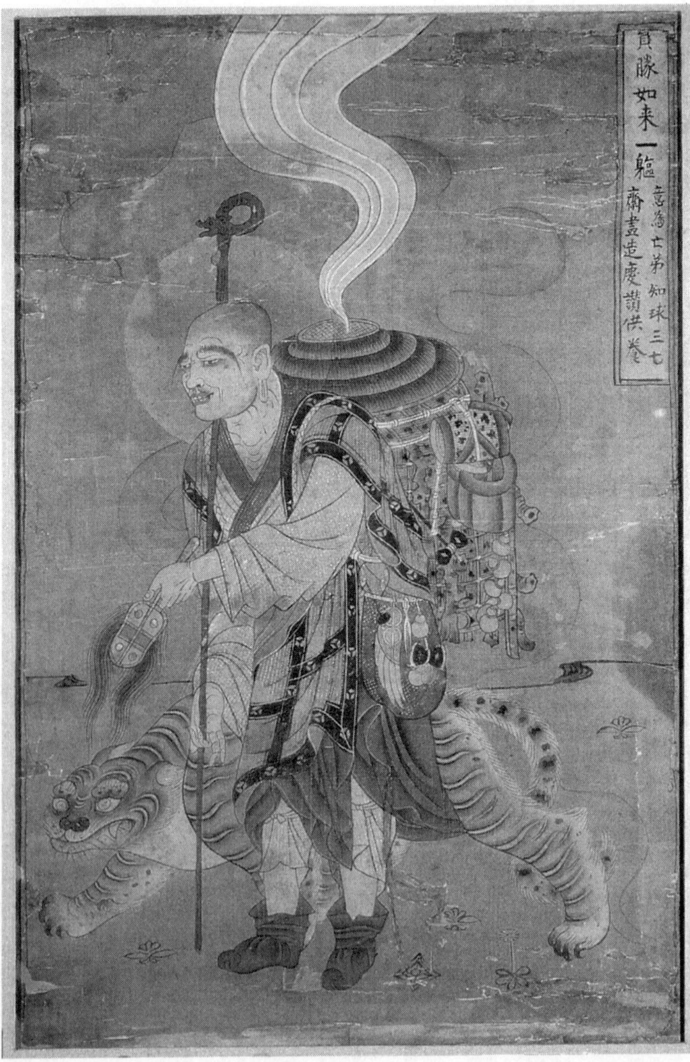
寶勝如来一軀
意為亡弟知球三七
齋畫造慶讚供養

Wandernder Mönch, chinesische Malerei aus dem 9. Jahrhundert.

aktivität, das andere die totale Hyperaktivität. Deshalb ist es normal, wenn man zwar schnell friert, nachts kalte Füße hat sowie einen niedrigen Blutdruck und trotzdem eine innere Unruhe verspürt. Auch umgekehrt können sich die Zustände vermischen. Ein aktiver Mensch, der nie friert, hat hin und wieder unerklärliche Anfälle von Müdigkeit.

Geschwächtes Abwehr-Qi

Die Bildung von Disharmoniemustern hängt im Wesentlichen von einer Grundbedingung ab: vom Abwehr-Qi. Ist es geschwächt, wird der Körper anfällig für Übel, die von außen in ihn eindringen wollen. In einem gesunden Körper kann ein kräftiges Abwehr-Qi Kälte, Hitze, Feuchtigkeit, Wind und andere krank machende Faktoren abwehren. Aber den Körper schwächen schon winzige Befindlichkeitsstörungen, weil diese sich zu umfassenden Krankheiten ausweiten können.

In Politik und Militär hatte man die Erfahrung gemacht, dass die Kontrahenten wachsam auf Schwächen des Gegners achten und bei passender Gelegenheit angreifen. Schwächen bilden sich durch inneren Unfrieden. Deshalb ist es ein Ziel vorausschauender Politik – so Konfuzius –, schon frühzeitig erste Anzeichen von Unordnung auszuräumen. Diese militärischen Erfahrungen gingen in das medizinische Verständnis ein. Während man im Westen eher abwartet und hofft, dass sich der Körper mit kleinen Beschwerden selbst zu helfen weiß, konzentriert sich die TCM stark auf die Vorbeugung und Behandlung von so genannten Bagatellkrankheiten.

Nach chinesischem Verständnis ist ein Individiuum, dessen Energiefluss in Harmonie ist, weitgehend vor krankmachenden Einflüssen geschützt. So heißt es im Nejing: »Die Weisen behandeln nicht diejenigen, die bereits erkrankt sind, sondern diejenigen, die noch nicht erkrankt sind.«

Info: Ein Vergleich

Stellen wir uns vor, eine Stadt würde ihren Müll nicht mehr beiseite räumen. Erst quellen die Müllcontainer über, dann breitet sich der Müll auf den Straßen aus. Irgendwann kollabiert das gesamte Verkehrssystem.

Auch in der TCM heißt es, eine Krankheit kommt nicht aus dem Nichts, sondern entsteht durch geringfügiges, aber konstantes Fehlverhalten. Genauso wie sich der Müll in den Straßen häuft, mehren sich mit der Zeit die Symptome. Die meisten Menschen gehen dann zum Arzt, wenn die Symptome schmerzhaft geworden sind.

Ein sehr konservativer westlicher Arzt wird alles tun, um erst einmal die Hauptbeschwerden zu beseitigen. Um bei dem Bild zu bleiben: Er wird den Müll mit einem Bulldozer von den Hauptstraßen schaffen. Im akuten Fall hilft auch eine Granate. Wirkung: Der Verkehr kann sofort weiterfließen. Nebenwirkungen: Unwichtigere Straßen werden blockiert, die großen Straßen selbst werden mit der Zeit zerklüftet.

In der TCM würde der Therapeut auf die Ursache der Beschwerden eingehen – bildlich gesprochen: die Müllabfuhr alarmieren. Das Mülleinsammeln ist mit der langwierigen Kräutertherapie vergleichbar, der Transport zur Müllhalde mit der Harnblase oder dem Dickdarm und die Müllverbrennung mit der Leber. Eine Akutintervention kennt der TCM-Therapeut auch, sie ist aber sanfter als die schulmedizinische. Daher ist der Vergleich angemessen, dass ein TCM-Therapeut symptomatisch akupunktiert, als ob er die Fahrzeuge durch unverstopfte Strassen leitet oder eine Brücke über den Müll bauen lässt. (Zitiert nach Gunter R. Neeb, http://www.TCMinter.net.)

Diagnose

Sammeln von Zeichen und Symptomen

Experten der Traditionellen Chinesischen Medizin behaupten von sich, eine Krankheit erkennen zu können, noch bevor sie sich körperlich äußert. Im alten China bestand die Hauptaufgabe des Arztes darin, das Krankwerden der Patienten zu verhindern. »Der geschickte Arzt behandelt die Gesunden. Der mittelmäßige behandelt die ersten Krankheitsanzeichen und der schlechte die Kranken«, heißt es im Neijing. Als vorbeugende Behandlung oder Präventivmedizin gewinnt dieser Anspruch auch in unserem Gesundheitswesen einen immer größeren Stellenwert. Beim Arzt – damals und heute – setzt das die Fähigkeit voraus, Anzeichen für aufkommende Leiden erkennen und deuten zu können, noch bevor der Patient einen schweren Schaden erleidet. Die Diagnostik der chinesischen Medizin stützt sich im Wesentlichen auf vier Verfahren, mit denen der Therapeut den körperlichen, seelischen und psychischen Zustand des Patienten wahrnehmen und beschreiben kann.

Befragen

Hierfür nimmt sich der Therapeut viel Zeit, denn er will neben dem allgemeinen Gesundheitszustand auch Phänomene und Besonderheiten wissen, die weder der Patient noch sein Hausarzt mit den Beschwerden in Verbindung gebracht hätten. Der TCM-Therapeut fragt nach Auftreten von Schweiß, nach der Verdauung und dem Schlaf. Er will genau wissen, wie sich der Schmerz anfühlt, wann die Beschwerden auftreten und unter welchen Umständen sie sich lindern lassen. Ihn interessiert das Temperaturempfinden des Patienten, ob sich die Symptome nach dem Genuss von bestimmten Nahrungsmitteln ändern oder mit dem Wetter oder der Tageszeit. Er erkundigt sich nach dem Appetit, nach der Zu- oder Abneigung gegen bestimmte Geschmacksrichtungen oder Speisen, nach der Verdauung, nach dem Aussehen des Stuhlgangs, der Farbe des Urins, der Funktionstüchtigkeit der Sinnesorgane sowie dem Schlaf und den Träumen. Ausführliche Informationen über Ihre Vorbereitung auf den Therapeuten-Besuch erhalten Sie im Service Center ab Seite 139.

Das Qi im Tageslauf

Im Verlauf eines Tages wandert das Haupt-Qi durch alle Meridiane. Während es im jeweiligen Organ-Funktionskreis weilt, machen sich in ihm Störungen besonders bemerkbar. Regelmäßig zu einer Tageszeit wiederkehrende Beschwerden sollte man einmal im Hinblick auf den TCM-Biorhythmus beobachten.

Organuhr

Meridianpaar	Tageszeit	Jahreszeit
Gallenblase/ Leber	23–1 Uhr 1–3 Uhr	Frühling
Lunge/ Dickdarm	3–5 Uhr 5–7 Uhr	Herbst
Magen/ Milz-Pankreas	7–9 Uhr 9–11 Uhr	Spätsommer
Herz/ Dünndarm	11–13 Uhr 13–15 Uhr	Frühsommer
Blase/ Niere	15–17 Uhr 17–19 Uhr	Winter
Kreislauf- Sexualität/ Dreifacher Erwärmer	19–21 Uhr 21–23 Uhr	

Wichtig für das Gesamtbild kann auch die Uhrzeit sein, zu der Beschwerden auftreten. Nach der Lehre der TCM geht alle zwei Stunden das Haupt-Qi von einem Organ in das nächste über. Dieses Phänomen nennt man »Organuhr«. Wer zum Beispiel regelmäßig zwischen 1 Uhr und 3 Uhr nachts aufwacht und sich unwohl fühlt, hat möglicherweise eine Funktionsstörung der Leber, weil sich in dieser Zeit das Haupt-Qi in der Leber befindet. Ein regelmäßiges Herzstechen um die Mittagszeit zwischen 11 Uhr und 13 Uhr deutet nach der Organuhr auf den Funktionskreis Herz hin.

Darüber hinaus soll der Patient dem TCM-Therapeuten von sich aus alles mitteilen, was ihm auffällig erscheint. Dabei sind körperliche wie psychische Besonderheiten von Interesse.

Betrachten

Jener Arzt sei der beste, der seinen Patienten die Krankheit bereits ansehe, etwa über eine veränderte Gesichtsfärbung. Auch Figur, Körperhaltung oder Gangbild geben Hinweise auf die Funktionslage oder das Energieniveau. Zu den besonders aus-

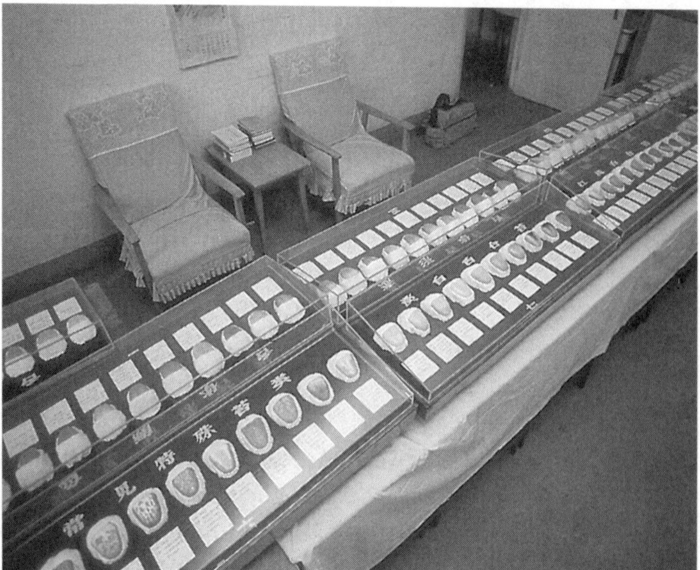

Wachs-Abdrücke verschiedener Zungen. Ein geschulter TCM-Therapeut kann etwa 50 Zustände unterscheiden.

gereiften Diagnoseverfahren in der Traditionellen Chinesischen Medizin gehört die Zungendiagnose. Die Zunge ist ein inneres Organ, welches von außen betrachtet werden kann. Sie zeigt schon innerhalb von wenigen Stunden an, wenn der Mensch krank wird. Auch bei uns ließ sich früher jeder Hausarzt von seinen Patienten erst einmal die Zunge zeigen.

In der TCM erhält man durch das Aussehen der Zunge Aufschluss über die relative Fülle oder Leere von Qi, Blut und Körperflüssigkeiten. Der geschulte Therapeut kann etwa 50 Zustände erkennen und einordnen. Sie unterscheiden sich unter anderem durch Farbe, Belag, Feuchtigkeit, Ausdehnung, Klebrigkeit und Haftfestigkeit. Eine gesunde Zunge ist rot, feucht, hat einen leichten, gleichmäßigen hellen Belag und keine Zahneindrücke. Auffällig oder krankhaft ist der Zustand, wenn die Zunge blass oder leuchtend rot ist, wenn sie besonders trocken oder nass oder wenn sie geschwollen, geschält, zitternd oder eingedrückt ist. Der Belag gibt dem Therapeuten Aufschluss über Lokalisation und Stärke einer krankheitsverursachenden Störung. Er kann unter anderem fett, grau, dick, rau oder teigig sein, wenn der gesundheitliche und energetische Zustand des Patienten zu wünschen übrig lässt.

Beurteilen von Klang und Geruch

Räuspert sich der Patient beim Reden? Hustet er? Ist der Husten keuchend, begleitet von viel Schleim oder keuchend mit Kitzelgefühl in der Brust oder trocken unproduktiv? Ein simpler Husten weist in der TCM nicht nur auf Erkältung und

Asthma hin. Wie auch Geräusche bei Schluckauf und Rülpsen, Würgen und Erbrechen, kann Husten aufgrund einer Störung in jedem der elf Funktionskreise entstehen.

Mit der diagnostischen Bewertung von Stimme und Sprache teilt der Therapeut den Patienten dem Yin- oder Yang-Typ zu oder beurteilt dessen emotionale Verfassung, was hinsichtlich der Nuancierung von Arzneimittel und Akupunkturpunkten entscheidend ist. Deshalb registriert er genau, wie etwa der Patient spricht, ob laut und dröhnend oder leise und schwach.

Wenn der Patient einen auffälligen Körpergeruch hat, nach Schweiß oder aus dem Mund riecht, sind das wichtige Informationen, die Rückschlüsse auf die Körperfunktionen zulassen. So deutet etwa ein penetrant riechender Schweiß auf übermäßige Hitze hin, während spontane, unauffällig riechende Schweiße durch einen Qi-Mangel provoziert sein können.

Geruch

Die TCM unterscheidet fünf Gerüche. Im Volksleben spielen zwei eine Rolle: Wohlgeruch und Gestank. Wohlgeruch bedeutete ursprünglich Weihrauch.

Ertasten der Pulse

Der chinesische Arzt kennt 32 Arten, den Puls zu beschreiben. Sie beziehen sich unter anderem auf die Pulsfrequenz und auf den Blutdruck. Doch die ertasteten Pulsqualitäten

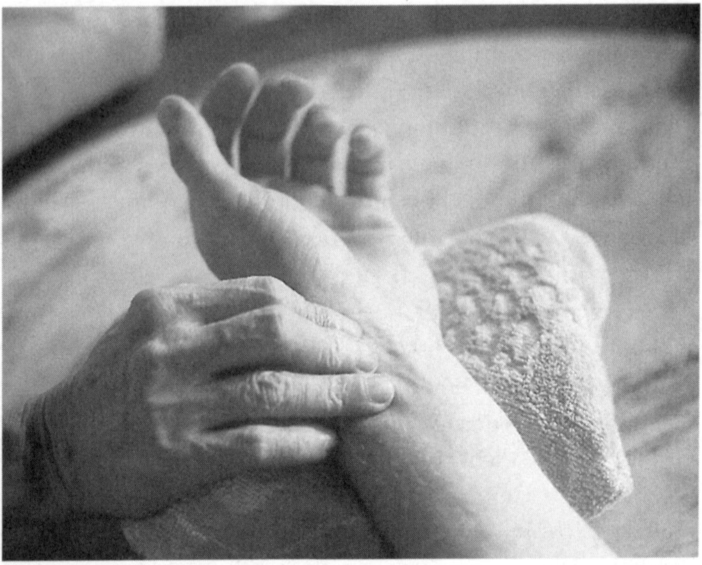

Im alten China galt es als unsittlich, sich vor anderen Menschen auszuziehen, selbst vor seinem Arzt. So entstand die Puls- und Zungendiagnose.

werden nicht in Bezug zu einem Normbereich gesetzt wie in der modernen westlichen Medizin. In der Pulsdiagnose der TCM ist natürlich die systematische Entsprechung ausschlaggebend, also die Beurteilung nach Yin und Yang sowie nach den fünf Wandlungsphasen.

Der TCM-Therapeut diagnostiziert den Puls an beiden Armen. Dazu nimmt er drei Finger für jeden Arm, wobei er den mittleren Finger direkt auf das Radialisköpfchen an der Daumenseite des Handgelenks legt und die beiden anderen Finger links und rechts daneben. Diese Stelle nennt er den Passübergang, auf ihr kann er den Zustand der Körpermitte, also der Milz, des Magens und der Leber ertasten. Oberhalb des Passübergangs fühlt er den Zustand von Herz und Lunge, unterhalb den Zustand der Niere.

Hat er den Puls gefunden, kann er ihn in weitere Qualitäten einteilen, und die Pulsbilder können auch auf Schädigungen in den Funktionskreisen und auf energetische Veränderungen im Körper hinweisen.

Hierarchien der Diagnostik

Um die verschiedenen chinesischen Symptome zu verstehen und aus ihnen ein Therapieprinzip zu erstellen, verwendet der TCM-Therapeut die acht Leitkriterien. Diese sind Yin und Yang, Innen und Außen, Kälte und Hitze, Fülle und Mangel. Diese Gegensatzpaare sind hierarchisch geordnet. Die beiden übergeordneten Kategorien sind Yin und Yang. Ihnen ist ja alles, was existiert, zuzuordnen. Normalerweise ist es vom ersten Eindruck her möglich, die Beschwerden eines Patienten als Yin- oder Yangmuster zu definieren. Auch die restlichen Leitkriterien lassen sich zuordnen. So gehören Innen, Kälte, Mangel zu Yin. Außen, Wärme, Fülle gehören zu Yang.

Innen oder Außen?

Eine Erkrankung kann oberflächlich und leicht sein oder tief und chronisch. Sie kann ebenso aufgrund eines äußeren, langsam nach innen wandernden, pathogenen Faktors entstehen wie auch aufgrund einer inneren Disharmonie in den Funktionskreisen. Eine bewährte Methode, die Tiefe der Erkrankung festzustellen, ist die Pulsdiagnose.

Auf der dritten Hierarchieebene befinden sich gleichwertig die beiden restlichen Gegensatzpaare: »Hitze oder Kälte?«, »Fülle oder Mangel?«. Mit Fülle ist gemeint, dass der Körper zuviel an krankmachenden (pathogenen) Faktoren besitzt. Bei einer Erkältung hat der Körper zu viel von dem pathogenen Faktor Kälte. Mit Mangel ist ein Fehlen von etwas Physiologischem wie Qi, Blut und Yang gemeint.

Das Therapieprinzip richtet sich in direkter Weise nach den Befunden. Äußere Krankheiten werden überwiegend mit Akupunktur behandelt, innere Krankheiten mit Kräutern. Bei Kältesymptomen muss Hitze zugeführt werden. Dies ist möglich über Moxibustion (eine Sonderform der Akupunktur) sowie über Hitze erregende Kräuter. Bei Hitzesymptomen muss Kälte zugeführt oder Hitze abgeleitet werden. Auch hier wendet man Akupunktur und kühlende Kräuter an. Bei Fülle dagegen bedient man sich ableitender Techniken. Bei einem Mangel muss dem Körper wieder etwas zugegeben werden. Ein Mangelsymptom ist schwerer zu behandeln als ein Füllesymptom.

Symptom oder Ursache?

In der westlichen Medizin ist es ein Ziel der Diagnose, die beachteten Symptome auf eine zugrunde liegende Krankheit zu reduzieren. Beispielsweise ist eine Ursache von Magenschmerzen der Befall von Bakterien mit dem Namen Helicobacter

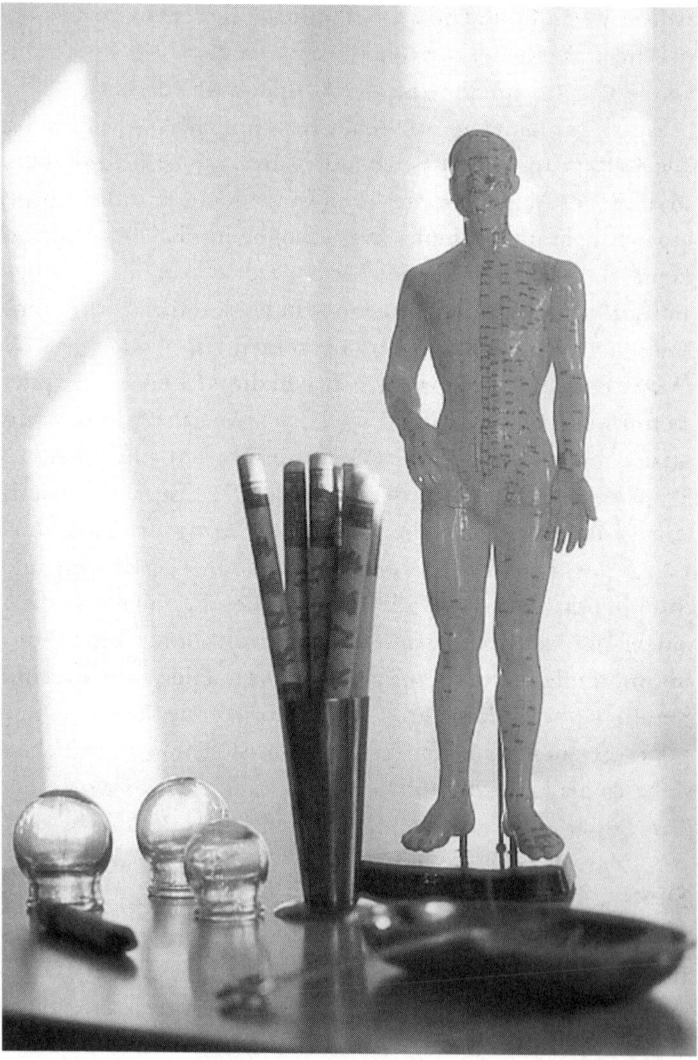

TCM: Einfache Therapien mit großer Wirkung.

pylori. Wenn diese Ursache therapiert wird, dann verschwinden nach westlichem Verständnis automatisch die Symptome. Die Frage, warum der Körper überhaupt für die Besiedelung mit den krankmachenden Bakterien anfällig war, ist für die Diagnose unwichtig. Es ist sogar möglich, die Ursache – in diesem Fall der Helicobacter pylori – vom Körper zu isolieren und in einer Petrischale zu züchten, um die Wirkung eines Medikaments zu testen.

In der Traditionellen Chinesischen Medizin wird eine Krankheit nicht vom Patienten getrennt. Ein moderner Therapeut der TCM kennt natürlich auch den Helicobacter pylori, um bei dem Beispiel zu bleiben, aber er würde das Auftreten nur als ein weiteres Symptom werten und nicht als Krankheitsursache. Sein diagnostisches Ziel ist es, die Krankheit in Relation zu der ganzen Erscheinung des Patienten, seiner körperlichen Konstitution und seiner geistigen und psychischen Haltung zu setzen. Das Therapieziel lautet demnach, Disbalancen in der individuellen Komposition von Symptomen, welche den Patienten ausmacht, wieder auszugleichen.

Wenn der Therapeut die Anamnese erhoben hat, ist es nicht damit getan, für jedes einzelne auffällige Symptom oder jede Beschwerde ein paar Nadeln zu stechen oder ein Heilkraut zu verabreichen. Bei den zehn bis 15 Einzelsymptomen, aus denen sich eine durchschnittliche chinesische Diagnose zusammensetzt, wäre das im Falle der Akupunktur eine ziemlich stachelige Angelegenheit, die zudem ineffektiv ist. 20 bis 30 Nadeln zerstreuen die Energie eher, anstatt sie effektiv in ihre Bahnen zu leiten. In der Kräutermedizin käme bei einer größeren Anzahl von Heilpflanzen ein unspezifischer Cocktail heraus. Zu viele Heilkräuter fördern sich gegenseitig nicht, sondern behindern sich eher.

Um gezielt in das individuelle Disharmoniemuster einzugreifen, ordnet der Therapeut jedes Symptom erst einmal einem Organ-Funktionskreis zu. Wenn er dabei merkt, dass bei einem Patienten mit Magenschmerzen beispielsweise viele Symptome auf eine Schwäche in der Milz hindeuten, kann er die Schwäche beheben, indem er auf die Milz selbst einwirkt (durch die entsprechenden Punkte auf dem Magen-Milz-Meridian oder durch Kräuter). Es kann auch sinnvoll sein, den Kreislaufgedanken in die Überlegung einzubeziehen. Nach dem Kreislaufmodell der Fünf Elemente wird das Qi weitergegeben von Herz zu Milz zu Lunge zu Niere zu Leber und so fort. So könnte der Therapeut bei Magenschmerzen eine schwache Lunge vermuten, da die Lunge, in diesem Fall von der Milz und den Verdauungsorganen Qi erhält. Er könnte auch eine Schwäche in der Niere sehen, denn nach einem komplexeren Gedanken wird die Milz von der Niere gewärmt und aktiviert. Eine schwache Niere kann somit in nicht ausreichendem Maße Nieren-Yang weitergeben.

Wetter im Körper

Kälte, Feuchtigkeit, Trockenheit, Wind, Sommerhitze sowie Hitze (Feuer) sind in der TCM die »Sechs Übel«, auch als die »Äußeren Einflüsse« bezeichnet. Sie dringen in den Körper ein, wenn das Gleichgewicht von Yin und Yang – das ja auch das Abwehr-Qi steuert – gestört ist. Die »Sechs Übel« können auch im Körperinneren entstehen, in diesem Fall beschreibt die TCM mit den Begriffen körperliche Beschwerden und Symptome. Die Unterschiede zwischen den äußeren krank machenden Einflüssen und den inneren Symptomen sind nicht groß. Die TCM stammt ja aus einer Zeit, in der man weder Bakterien und Viren noch Antibiotika und Virostatika kannte. Diagnose und Therapie richteten sich nach einfachen, vom Patienten empfundenen Kriterien:

- **Kälte** (Han) entspricht dem Winter, kann aber in jeder Jahreszeit zu Erkrankungen führen. Als Symptom bedeutet sie Langsamkeit, Unteraktivität, der ganze Körper oder einzelne Teile sind kalt, die betroffene Person hat ein übermäßiges Schlafbedürfnis.

- **Hitze** (Re) oder Feuer (Huo) sind heiß und aktiv. Die körperlichen Zeichen gleichen den Erscheinungen in der Natur. Hohes Fieber, rotes Gesicht, rote Augen, dunkler rötlicher Urin, aber auch entzündliche Hautveränderungen, Reizbarkeit oder Delirium.

- **Feuchtigkeit** ist schwer, trübe und schleichend, sie macht sich oft in der unteren Körperhälfte bemerkbar. Schwere Gliedmaßen, dumpfe Schmerzen, Bewegungseinschränkungen, Appetitverlust und gestörte Verdauung sind Feuchtigkeitssymptome. Betroffen davon ist häufig die Milz, vor allem im fortgeschrittenen Alter.

- **Trockenheit** ist verwandt mit der Hitze, doch hier steht der Wasserverlust im Vordergrund. Sie drückt sich aus durch trockene Nasenschleimhäute, Lippen und Zunge, eine rissige Haut und harten Stuhl. Äußere Trockenheit führt zu Störungen der Lungenfunktion und zu trockenem Husten ohne Auswurf.

- **Wind** (Feng) bedeutet Bewegung, daher beschreibt man mit ihm immer etwas, das plötzlich auftritt oder unstet im Körper wandert. Weil der Wind leicht und luftig ist, bekommen ihn die oberen Körperzonen als Erstes zu spüren. Typische Symptome sind Fieberschübe, plötzliche Kopfschmerzen, Ohrensausen, Zittern, Zuckungen oder Schlaganfall. Feng kennen wir als Bezeichnung für die alte chinesische Kunst des Bauens und Einrichtens. Feng-Shui heißt wörtlich »Wind und Wasser«.

- **Sommerhitze** (Shu) bildet sich nicht im Körper selbst, sondern wirkt sich nur als äußerer bösartiger Einfluss aus. Sie ist immer mit besonders großer Hitze verbunden und kann zum Hitzschlag führen. Symptome sind plötzliches hohes Fieber, starkes Schwitzen, Erschöpfung.

Differenzierte Wahrnehmung

In klinischen Studien, die in chinesischen Krankenhäusern durchgeführt werden, steht oft die unterschiedliche Wahrnehmungsweise westlicher und östlicher Medizin im Mittelpunkt. In einer solchen Studie untersuchte ein TCM-Therapeut eine Gruppe von Patienten, die nach modernem schulmedizinischen Wissen alle unter einem Magen-Darm-Geschwür, wie es durch Helicobacter pylori hervorgerufen werden kann, zu leiden hatten. Der TCM-Therapeut konnte diese Einheitsdiagnose in zwölf unterschiedliche Disharmoniemuster auffächern.

Bei einem der untersuchten Patienten aus der Testgruppe stellte er eine allgemeine »Magen-Yin-Schwäche« fest.

Tipp: Das Konzept der Funktionskreise

In der TCM wird ein Organ immer im Zusammenhang mit seiner Funktion definiert. Wenn von Milz oder Magen die Rede ist, sind immer die Funktionen von Milz oder Magen gemeint, und zwar solche Funktionen, die ohne Mikroskop und ohne anatomische Untersuchung wahrnehmbar sind. Beispielsweise sind Funktionen des Milz- und Magen-Funktionskreises – der auch als »Funktionskreis Mitte« bezeichnet wird –, die Nährstoffe zu transportieren, verteilen und umzuwandeln, oder das Blut in den Blutgefäßen zu halten und zu zirkulieren. Mit den acht Leitkriterien »Yin und Yang, Fülle und Leere, Trockenheit und Feuchtigkeit, Kälte und Hitze« wird der Zustand eines Funktionskreises beschrieben.

Bei anderen diagnostizierte er eine »Feuchte Hitze, die die Milz befällt« sowie eine »Yang-Leere, die die Milz beeinträchtigt«oder eine »Disharmonie der Leber, die in die Milz vordringt«. Der TCM-Therapeut hat ja die Aufgabe, das Gleichgewicht zwischen Yin und Yang wieder herzustellen. Sein Grundsatz lautet: Immer zuerst die Defizite auffüllen und dann – wenn notwendig – die Überschüsse reduzieren. Er wird die Milz stärken, indem er ihr Qi zuführt, und sie notfalls auch darin unterstützen, die Feuchtigkeit zu trocknen oder die Hitze zu kühlen. Er gibt damit dem Körper quasi nur eine Hilfe, damit dieser von alleine wieder zu seinem Yin-Yang-Gleichgewicht finden kann. (Die zitierte Studie wurde von dem amerikanischen TCM-Experten Ted J. Kaptchuk beschrieben. Siehe Literaturverzeichnis im Service Center Seite 154)

Ein TCM-Therapeut ist oft erst nach langjähriger praktischer Erfahrung dazu fähig, die vielen Ergebnisse richtig zu deuten, das bestätigt auch die antike Literatur immer wieder. Ziel der Diagnose muss es nämlich sein, unter all den Beschwerden, welche vom Patienten selbst und vom Arzt von außen wahrgenommen werden, die zugrunde liegende Krankheit zu erkennen. Diese wird »Wurzel« genannt, analog dazu heißen die Leidenszustände »Zweigspitzen«.

TCM-Behandlung

In der TCM werden Patienten gleich behandelt, obwohl sie nach westlicher Diagnose unter verschiedenen Krankheiten leiden, wenn die Gesamtschau ein ähnliches Disharmoniemuster zeigt.

Aus der gleichen Wurzel gehen bei verschiedenen Patienten aber nicht immer die gleichen Zweigspitzen hervor, und umgekehrt lassen ähnliche oder gleiche Zweigspitzen nicht auf eine ähnliche oder gleiche Wurzel schließen. Einige Pulszustände entsprechen der wahren Krankheit, andere scheinen ihr zu widersprechen. Einige Hitzezustände weisen auf Hitze im Körper hin, andere aber auf eine übermäßige Kälte.

Tipp: Das Sechs-Schichten-Modell

Krank machende äußere Faktoren wie Kälte oder Hitze haben die unwillkommene Tendenz, über das Meridiansystem in den Körper einzudringen. Auf ihrem Weg ins Innere passieren sie sechs Stadien. Der Körper reagiert auf unterschiedliche Weise, je nachdem in welcher Körperschicht sich der bösartige Einfluss (meist ist Kälte gemeint) gerade befindet.

Die erste Schicht wird Tai Yang (Großes Yang) genannt. Sie markiert das Einsetzen der Krankheit, was sich durch Abneigung gegen Wind und Kälte, leichtes Fieber und Kopfschmerzen bemerkbar macht. Wenn das Abwehr-Qi des Körpers den Faktor trotz heftiger Attacken nicht aufhalten kann, dringt er in die nächst tiefere Schicht vor. Kennzeichen des Yang-Ming-Stadiums (Leuchtendes Yang) sind Fieber, Schwitzen, Abneigung gegen Hitze, Reizbarkeit und großer Durst. In der letzten Yang-Schicht, dem Shao oder Kleinen Yang, wechseln sich Fieber und Frösteln ab, man bekommt einen bitteren Mundgeschmack, Brechreiz und Appetitlosigkeit. Nach diesen drei Stadien tritt der krank machende Faktor in die drei Yin-Schichten ein. Er hat sich mittlerweile so stark verändert, dass er nicht mehr als äußerer Einfluss zu erkennen ist. Es besteht auch kaum mehr eine Chance, die Krankheit jetzt noch zu besiegen. So sind die folgenden Yin-Zustände charakterisiert als »zusammenbrechendes Milz-Yang«, »ersterbendes Nieren-Yang« bis hin zur Trennung von Yin und Yang und dem sukzessiven »Erkalten«. Die klassische chinesische Medizinliteratur »diskutiert hier außerdem Würmer«, heißt es über das letzte Yin-Stadium kurz vor dem Tod.

Um diese Paradoxien aufzulösen, kann man das »Sechs-Schichten-Modell« bemühen. Die Fülle der Daten aus den vier Diagnosemethoden ist so komplex, dass ein Anfänger leicht ein entscheidendes Kriterium übersieht oder es nicht angemessen einordnet.

Therapie

Individuelle Ursachen und Konzepte

Die Therapie richtet sich nach der Diagnose. Und da diese in der TCM wesentlich feiner aufgefächert werden kann als in der modernen Medizin, ist auch die Therapie sehr differenziert. Beispielsweise kennt die TCM 17 Migräneformen oder zehn Ausprägungen von Husten.

Die erste Entscheidung hinsichtlich der Therapie zielt auf die Frage, ob die Ursache (Wurzel) oder die Manifestation (Zweigspitze) zu behandeln ist. Bei Allergien etwa wird sich der Therapeut in der Pollenflugsaison um die Manifestation kümmern, denn die akuten Beschwerden müssen zuerst erträglich werden. Die Ursache wird er nur vor und nach der Saison behandeln, indem er in die zugrunde liegenden Disharmonien eingreift. Auch eine Migräne und jedes andere Anfallsleiden wird im akuten Fall symptomatisch und im subakuten oder chronischen Fall ursächlich behandelt.

Dem eigentlichen Therapiekonzept liegt die Diagnose mit ihren acht Leitkriterien zugrunde. Übergeordnet soll das Gleichgewicht von Yin und Yang reguliert werden. Die weiteren sechs Leitkriterien können in diese beiden Kategorien eingeordnet werden. Das bedeutet im Einzelfall: Alle Symptome, die auf Hitze und Fülle schließen lassen und sich nahe der Körperoberfläche abspielen, sind Yang-Kriterien. Alle Symptome, die auf Kälte und Leere schließen lassen und zudem auf das Körperinnere verweisen, sind Yin-Symptome. Das Therapiekonzept sieht dann so aus, dass Yin-Symptome mit Yang-Heilkräutern behandelt werden und Yang-Symptome mit Yin-Heilkräutern. Im Einzelnen werden Hitze und Kälte, Fülle und Leere, Innen und Außen gegeneinander ergänzt und gefördert.

Negatives vertreiben

Das Prinzip einer erfolgreichen TCM-Behandlung: Die negativen Faktoren vertreiben, die positiven Faktoren unterstützen. Man beginnt mit dem Vertreiben.

In jeder der fünf Therapieformen der TCM – Kräutertherapie, Akupunktur, Tuina, Qi Gong, Diätetik – werden aber nicht die Symptome einzeln behandelt, sondern das zugrunde liegende Disharmoniemuster. Das heißt, die gemeinsame Ursache mehrerer Symptome wird therapiert, ein schwaches Leber-Yin etwa wird gestärkt oder ein zu starkes Leber-Yang beruhigt.

Info: Aus der Geschichte

Die verschiedenen therapeutischen Richtungen der TCM haben sich wahrscheinlich unabhängig voneinander entwickelt. Die beiden Hauptzweige sind die Kräutertherapie und die Akupunktur. Sie wirken nach unterschiedlichen Prinzipien auf den Menschen ein.

In der Akupunktur hat man immer schon Bezug auf die Entsprechungsmodelle Yin und Yang oder die fünf Elemente genommen, um damit eine gestörte Balance des Qi-Flusses wieder herzustellen. In der Kräutertherapie aber ist der Versuch, die Arzneipflanzen in die Entsprechungsmodelle einzubeziehen, schnell sehr unüberschaubar geworden. So war nicht nur der Bezug der fünf Organ-Funktionskreise untereinander zu berücksichtigen, sondern auch die fünf Elemente (Holz, Wasser, Erde, Metall, Feuer) und der Geschmack der Kräuter (süß, sauer, scharf, bitter, salzig). Des Weiteren musste man Beziehungen zwischen den Modellen und ihren je fünf Faktoren herstellen, sodass sich die Anzahl von Einzelverbindungen schnell potenzierte.
Die meisten antiken Ärzte lösten sich von den Entsprechungsmodellen und begannen, die Arzneimittelkunde selbstständig auf rein empirisch-pragmatischer Ebene zu erforschen. Die Lehre von den fünf Phasen und von Yin und Yang blieb bis ins 12. Jahrhundert auf die Lebensführung und die Akupunktur beschränkt. Bis heute nimmt die Arzneimitteltherapie eine besondere Stellung innerhalb der TCM ein, da sie sich nach den acht Leitkriterien richtet und Wissen aus der eigenen und der überlieferten Erfahrung einbezieht.

Akupunktur – Stechen und Brennen

Die im Westen bekannteste Therapieform der TCM ist die Akupunktur. Sie könnte sich aus dem Aderlass heraus entwickelt haben. Der Name setzt sich zusammen aus »acus« – dem lateinischen Ausdruck für Nadel – und »punktieren«. Mit feinen Nadeln aus Stahl sticht (punktiert) der TCM-Therapeut dem

Patienten in das Hautgewebe. Die dafür vorgesehenen Stellen sind genau definiert. Sie liegen meist auf einer der 14 Haupt-Energieleitbahnen, den Meridianen, und sind anhand von Vertiefungen, Erhebungen oder Öffnungen zu ertasten. Insgesamt gibt es ungefähr 360 klassische Akupunkturpunkte. Über sie ist gemäß der Meridianlehre das energetische System des Individuums besonders zugänglich. Die Auswahl ist kompliziert. Ein Akupunkteur wählt meistens mehrere Punkte, die auf verschiedenen Meridianen liegen. Selten reizt er Punkte auf nur einem Meridian. Hierbei ist sein komplexes Denkvermögen gefordert, denn mit jedem Punkt und jedem Meridian werden beim Patienten unterschiedliche Reaktionen in Gang gesetzt.

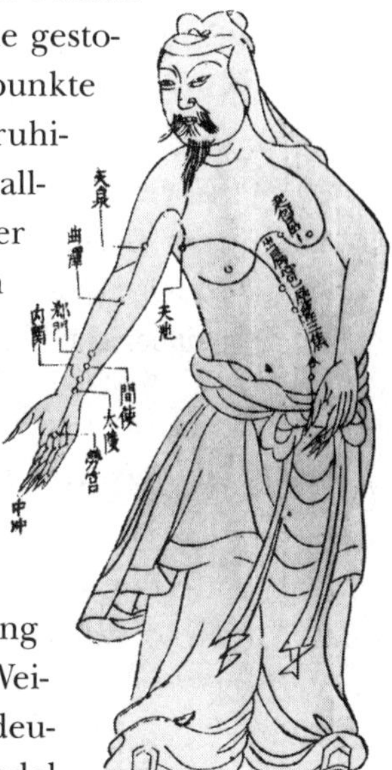

Entscheidend für die Wirkung der Punkte ist ihre Lage und auf welche Art sie gestochen werden. Einige Akupunkturpunkte wirken erregend und andere beruhigend. Für die Wirkung gibt es keine allgemein gültige Regel, ein erregender und ein beruhigender Punkt liegen manchmal nur wenige Zentimeter auseinander. Bei der Nadeltechnik kommt es unter anderem darauf an, ob der Therapeut die Nadel im Verlauf des Meridians sticht – dann wirkt sie erregend – oder ob er die gegenläufige Richtung wählt – dann wirkt sie beruhigend. Weiterhin ist es von entscheidender Bedeutung, ob der Akupunkteur die Nadel

Daumenmaß

TCM-Therapeuten messen nicht in Zentimetern, sondern in »Cun« (sprich tsunn), der Breite des Patienten-Daumenendgelenks. Es ist ein relatives Körpermaß für die individuellen Abstände der Akupunkturpunkte.

oberflächlich oder tief setzt. Normalerweise wird die Nadel etwa einen Zentimeter tief gestochen. Manchmal genügen aber auch schon ein paar Millimeter. Bei einigen wenigen Punkten jedoch, wie etwa am Gesäß, kann der Stich auch zehn Zentimeter tief gehen.

Die Tiefe des Stichs ist nicht willkürlich. Der Therapeut weiß, dass er mit der Nadelspitze am Wirkungsort angekommen ist, wenn der Patient ein leichtes Ziehen oder ein feines elektrisches Gefühl als Antwort auf das Stechen spürt und die Empfindung seinem Therapeuten mitteilt.

Wirkungsort erkennen

Diese Nadelsensation mit dem Namen **De-Qi** (sprich: dötschi) ist kaum schmerzhaft. Ohne dieses wichtige Phänomen ist kein Heilerfolg in der Akupunktur möglich.

Zur Kunst, eine Nadel zu setzen, gehört auch das richtige Herausziehen. Will der Akupunkteur Energie im Meridian belassen, dann zieht er die Nadel schnell heraus. Will er Energie entnehmen, dann zieht er sie langsam heraus.

Stärken und Schwächen der Akupunktur

Die Akupunktur ist besonders erfolgreich bei Störungen, die auf Funktionen der Leitbahnen zurückzuführen sind, und damit auch besonders wirksam in der Schmerztherapie. Vor allem Migräne, Kopfschmerzen, Beschwerden des Rückens und Bewegungsapparates, Erkrankungen des rheumatischen Formenkreises, Neuralgien, Gesichtsschmerzen und vegetative Störungen werden behandelt. Dazu kommen funktionelle Störungen der Atmung und der Verdauung sowie im Allgemeinen chronische und psychosomatische Erkrankungen. Die Stärken der Akupunktur liegen immer dort, wo man den

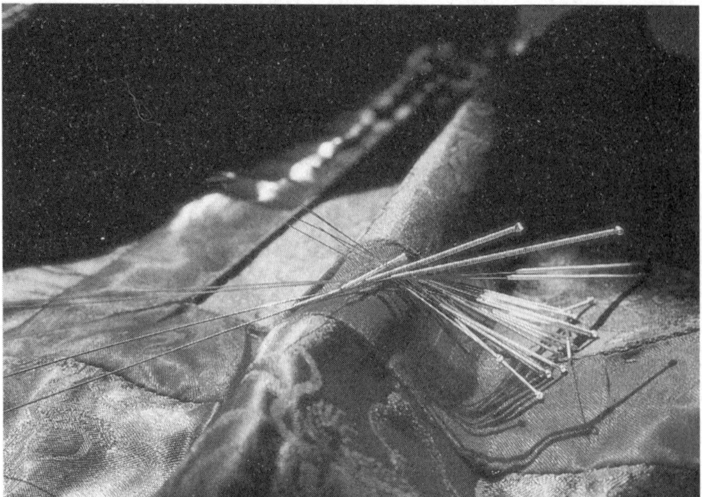

Mit Akupunkturnadeln wird der Energiefluss blockiert oder Blockaden werden aufgelöst.

Energiefluss umleiten oder ausleiten will. In der TCM gilt es ja als eine der Krankheitsursachen, wenn das Qi blockiert ist oder in die falsche Richtung läuft oder wenn schädigende Qi-Einflüsse in den Körper eindringen. Mit den Nadeln kann man den Energiefluss je nach Bedarf blockieren oder die Blockaden auflösen.

Bei allen Schwäche- und Kältekrankheiten sowie bei Mangelerscheinungen, in denen Qi zugeleitet werden muss, ist die Akupunktur manchmal nicht ausreichend. Hier verabreicht der TCM-Therapeut meistens Kräuter (siehe Seite 62). Unter westlichen Gesichtspunkten sollte Akupunktur nicht angewandt werden bei Tumorschmerzen, schweren neurologischen und psychischen Erkrankungen, an gelähmten oder schmerzunempfindlichen Körperstellen, wie sie bei Lähmungen und Diabetes auftreten. Bei Hauterkrankungen sollten die betroffenen Hautpartien ausgespart werden.

Sonderform der Akupunktur: Moxibustion

Gegen Schwäche und Erschöpfung hat sich auch die Moxabehandlung bewährt. Diese klassische Methode wird auch Moxibustion genannt, nach dem japanischen Ausdruck für ein watteartiges Pulver aus Beifußkraut. Dabei wird das Heilkraut Beifuß entzündet und über den Therapiepunkten der Akupunktur abgebrannt. Zum Verbrennen liegt das Kraut meist in Form von einer Zigarre vor, die der Therapeut mit dem brennenden Ende immer wieder möglichst nah an die Akupunkturstelle heranführt und dort für 30 bis 40 Sekunden belässt.

Moxibustion in China

Die in China übliche Methode, die Kegel direkt auf der Haut zu entzünden, wird bei uns nicht toleriert, da sie recht schmerzhaft ist.

Manchmal legt der Behandler auch kleine Scheiben aus Ingwer oder Knoblauch auf die Akupunkturpunkte, setzt darauf Kegelchen aus pulverisiertem Beifuß und zündet die Spitze des Kegels an. Wenn der Patient Hitze spürt, schiebt der Therapeut den glimmenden Kegel zum nächsten Punkt.

Gut verträglich sind auch so genannte Moxa-Bügeleisen. Sie sehen aus wie Dampfbügeleisen in Miniaturausführung, mit dem Unterschied, dass kein Wasserdampf, sondern der Rauch von brennendem Beifußkraut aus den Öffnungen austritt.

Moxibustion wird schon im Standardwerk der TCM, dem »Gelben Kaiser«, bei schwacher Konstitution empfohlen sowie bei Erkrankungen durch Kälte und Feuchtigkeit.

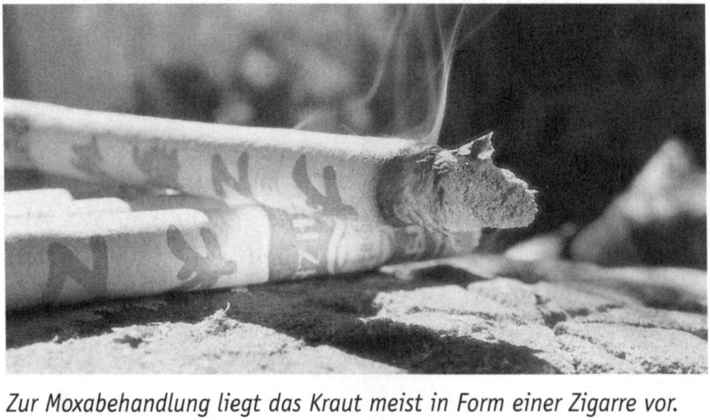

Zur Moxabehandlung liegt das Kraut meist in Form einer Zigarre vor.

Kräutertherapie

Die chinesischen Heilkräuter sind bei uns zwar weniger bekannt als die Akupunktur, doch in China stehen sie im Mittelpunkt der Therapie. Mehr als 80 Prozent der TCM-Behandlungen werden mit Kräutermischungen durchgeführt. Der Ausdruck Kräuter ist dabei nicht so wörtlich zu nehmen: Neben den meist pflanzlichen Auszügen zählen auch Mittel tierischen oder mineralischen Ursprungs dazu, wobei die Gal-

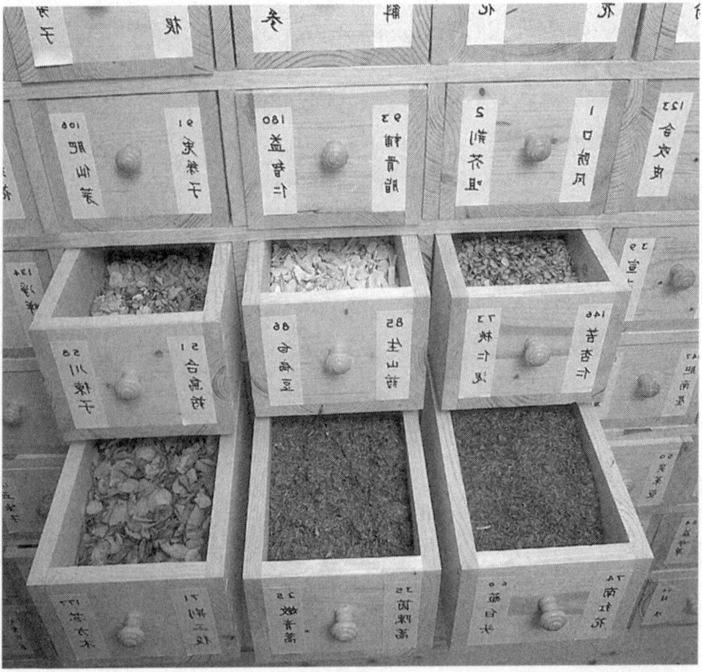

In chinesischen Apotheken sind alle wichtigen Kräuter jederzeit vorrätig.

lensteine einer Kuh oder das Sekret der Ohrspeicheldrüse einer speziellen Kröte zu den Exoten gehören. (Zum Einsatzbereich der Heilkräuter finden Sie im Service Center Seite 109–123 Tipps zu den jeweiligen Erkrankungen.)

Das Besondere an den chinesischen Kräutern: Das Wissen über sie bezieht sich fast ausschließlich auf ihre Wirkungen beim Menschen. In der westlichen Medizin hingegen ist ja vor allem die exakte Analyse der Inhaltsstoffe interessant. Die Anwendung – also die Wirkung beim Menschen – wird in den westlichen Arzneimittelführern nur sehr allgemein beschrieben.

Bei chinesischen Arzneimitteln füllen die Wirkungsbeschreibungen gleich mehrere Rubriken.

Aufgelesen

Die Bibel der Kräutertherapie aus dem Jahr 1578 schrieb Li Shi-Zhen. Auf Reisen sammelte er 800 Bücher und studierte die Medizin des Volkes. In 30 Jahren vereinte er 11 000 Rezepturen, die noch heute gelten.

Geschmacksrichtung und Heilwirkung

Die Geschmacksrichtung gibt dabei genau Hinweise auf die Körperschicht, in der die Heilpflanze wirkt. Wenn ein Mittel beispielsweise sauer ist, weiß der Therapeut, dass es seine intensivste Wirkung im Inneren entfaltet. Ein scharfes Mittel hingegen wirkt vor allem auf der Hautoberfläche. Es kann beispielsweise die Hautporen öffnen. Die anderen Geschmacksrichtungen (bitter, süß, salzig) wirken in genau definierten Zwischenlagen. Weiterhin weiß der Therapeut, dass ein saures Mittel auf den Funktionsbereich Leber wirkt, ein salziges Mittel hingegen auf den Funktionsbereich der Niere und damit das Element Wasser anspricht. Damit ist ihm auch bekannt, dass dieses Mittel sehr wirksam bei einem schwach ausgeprägten Yin ist. Auch die anderen Geschmacksrichtungen entsprechen Funktionsbereichen und Elementen und erlauben damit Rückschlüsse auf die Wirkungen.

Jeder Arznei ist auch eines der fünf Temperamente zugeordnet, wie kalt, kühl, neutral, warm oder heiß. Damit kann der Therapeut bei Hitzeerscheinungen ein kühlendes Mittel verabreichen und umgekehrt.

Mit den Kräutern und ihren Wirkungsangaben stehen dem

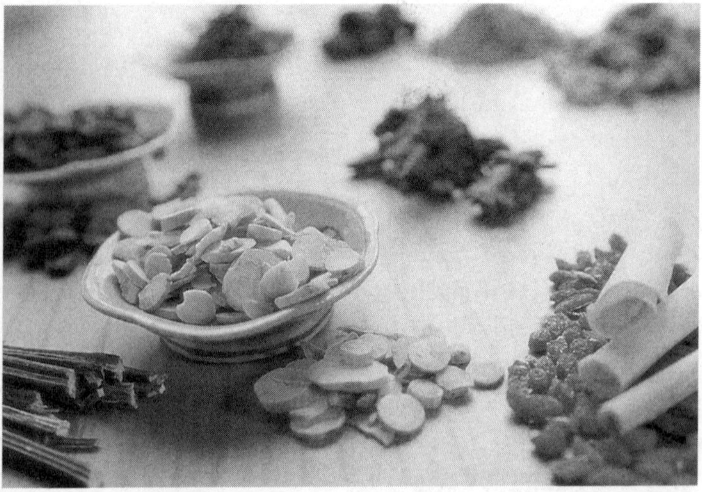

Chinesische Kräuter werden gewöhnlich als Sud oder Abkochung eingenommen.

Therapeuten unzählige Kombinationsmöglichkeiten offen. Die Bestandteile einer Rezeptur sind dabei unterschiedlich wichtig. Man unterteilt die Arzneien in Herrscherdrogen, Ministerdrogen, Assistentendrogen und Botendrogen. Der Therapeut wählt sie nach folgendem Prinzip aus:

Die Herrscher kümmern sich um die Hauptwirkung (den Primäreffekt), die Minister unterstützen den Behandlungseffekt, die Assistenten fangen die Giftigkeit und die Nebenwirkungen ab und die Boten harmonisieren ausgeprägte Arzneimitteleigenschaften. Die Kräuterauswahl unterliegt neben dem strengen Prinzip der acht Leitkriterien auch überlieferten und eigenen Erfahrungen, die sich je nach Schule oder Tradition unterscheiden können.

Ziel ist es zunächst, krank machende Faktoren aus dem Körper auszuleiten und anschließend die geschwächte Gesundheit wieder aufzubauen.

Die verschriebene Mischung kann man sich in einigen westlichen Apotheken zusammenstellen lassen, wenn sie sich der Arzt oder Heilpraktiker nicht sogar selbst aus China kommen lässt und an seine Patienten weitergibt.

Fertige Arzneien

Heutzutage stellt allerdings kaum noch ein Therapeut die Rezeptur von Grund auf individuell zusammen. Er greift stattdessen zu einer der etwa 500 klassischen Rezepturen, die ebenfalls überliefert und sukzessive verfeinert wurden. Hier kann er natürlich Bestandteile nach Belieben austauschen und genau auf die Bedürfnisse des Patienten abstimmen.

Seit vielen Jahrhunderten werden die Wirkungen der Mittel klinisch beobachtet und das Wirkspektrum beschrieben. Deshalb sind bei den Einzelsubstanzen ebenso wie bei den klassischen Rezepturen nicht nur die Temperamente oder Geschmacksrichtungen genannt, sondern auch die Organ-Funktionskreise, auf die das Mittel Einfluss nimmt. Im Fall der Schlaflosigkeit heißt es dann auch »beruhigend«, »der Erschöpfung und Müdigkeit entgegenwirkend« oder »die Stresstoleranz steigernd«. Unter diesen Rubriken sind dann fertige Rezepturen aufgelistet.

Therapie mit System

Sobald Heilkräuter aus ihrem komplexen TCM-System herausgelöst und willkürlich verabreicht werden, verlieren sie ihre Heilkraft und können sogar schädigen.

Aufgrund ihrer ausgewogenen Mixturen hat sich die chinesische Kräutertherapie übrigens den Ruf als »sanfte Medizin ohne Nebenwirkungen« erworben. Natürlich sind die chinesischen Heilkräuter keine Wunderpflanzen. Wo es erwünschte Wirkungen gibt, sind auch unerwünschte Wirkungen möglich. Doch aufgrund der jahrtausendelangen Tradition sind die Wirkungen der Kräuter bestens erforscht und überliefert. TCM-Therapeuten können unerwünschte Wirkungen der Kräuter exakt durch Assistenten und Boten abfangen und das Rezept auf den Gesamtzustand des Patienten abstimmen.

Qi Gong – Von Bär und Tiger lernen

Qi Gong (sprich »tschi-gung«) bedeutet in etwa »Übungen mit der Lebensenergie«. Durch eine spezielle Atemführung, durch bestimmte Körperhaltungen und Bewegungen sowie durch meditative Konzentration beeinflusst der Übende selbst das Qi in seinem Körper. Die Übungen bilden ein komplexes System und ermöglichen es, die Lebensenergie in den eigenen Körper zu leiten, Qi-Blockaden zu beseitigen und auf diese Weise Krankheiten vorzubeugen oder sie zu behandeln.

Die Grundformen gehen auf Tierbeobachtungen zurück. Der Legende nach war dem chinesischen Arzt Hua Tuo (112–207) aufgefallen, dass Tiere im Vergleich zum Menschen eine bessere Gesundheit besitzen, und er führte diese auf bestimmte regelmäßige Bewegungsfolgen zurück. Er entwickelte die »Übungen der Fünf Tiere«, in denen er Körperhaltungen und -bewegungen von Kranich, Bär, Hirsch, Affe und Tiger nachahmte. Daraus entwickelte sich dann sowohl Tai Chi Chuan, das so genannte Schattenboxen, als auch Qi Gong, das stärker medizinisch orientiert ist.

Routine entwickeln

Wenn beispielsweise ein Patient mit der Diagnose »Schlafstörung mit nächtlichen Schweißausbrüchen und Herzklopfen (Palpitationen)« in die TCM-Praxis kommt, dann lernt er dort »Gao Xue Ya« – die Übung, um den Druck zu nehmen. Dazu stehen er und der Therapeut im hüftbreiten Stand, die

Knie leicht angewinkelt. Die Hände bilden in Höhe des Bauchnabels einen großen Kreis, so als ob sie einen Wasserball hielten. Die Übung beginnt mit innerer Sammlung: Man achtet auf den Atem, auf einen sicheren und festen Stand und auf die Körpermitte. Dann beginnt man, sich bestimmte funktionelle Akupunkturpunkte vorzustellen. Ein weiterer Teil der Übung besteht in einfachen, teilweise sich wiederholenden Bewegungen der Arme und des Rumpfes. Die Übung soll auf zwanglose Art zur Routine werden, sodass man sie als Patient zu Hause allein durchführen kann. Durch häufige Wiederholung wird das Bewusstsein trainiert, die geistige und körperliche Kraft gebündelt und die Vorstellungskraft auf bestimmte Körperbereiche gelenkt. Genaue Anleitungen zu Qi-Gong-Übungen finden Sie im Service Center ab Seite 130.

Hu Sihui, 1330

»Frage: In welchem Zeitraum liegt das Geschick des Menschen?
Antwort: Zwischen Aus- und Einatmung.
Erwiderung: Gut, das würde ich als Tao bezeichnen.«

Die Konzentration auf den Atem ist wesentlich für Qi Gong. Der Atem hängt eng mit Qi zusammen, das als ständig fließender Energiestrom den Körper beleben soll. Wenn das nicht der Fall ist, weil die Energieleitbahnen blockiert sind und Qi gestaut oder geschwächt wird, erkrankt der Mensch. In der oben beschriebenen Form soll Qi mit den Armen quasi eingefangen werden. Das gibt dem Betreffenden das Gefühl, als ob der Körper mit einer Art Kraft angereichert wird – ähnlich dem tiefen Durchatmen vor dem Betreten des Rednerpultes. Dabei wird die Einatmung grundsätzlich mit Yin und die Ausatmung mit Yang in Zusammenhang gebracht. Im Tao gilt der Zeitraum zwischen den Atemzügen als bedeutsamer Moment.

Nachgewiesene Wirkung

Qi Gong ist jedoch keine Selbstsuggestion. In einer Studie am Sino-Japanese-Friendship-Hospital in Beijing, China, konnte die Wirkung etwa der Qi-Gong-Übung »kleiner Kreislauf« nachgewiesen werden. Bei Bluthochdruckpatienten wurde nach einer Übungsphase von acht Wochen, tägliches Üben von zweimal 15 Minuten vorausgesetzt, eine Senkung des Blutdrucks um 15 bis 25 Millimeter Quecksilbersäule festgestellt. Weitere Effekte von medizinischem Qi Gong sind eine Vertiefung des Atemvolumens und der Atemfrequenz, eine Normalisierung des Pulses, verstärkte Ausschüttung von Neurotransmittern und eine allgemeine Muskelentspannung.

Qi Gong wird nicht überall in einheitlicher Weise praktiziert. Es ist möglich, einen heilenden, meditativen oder kämpferischen Aspekt in den Vordergrund zu stellen. Dem entsprechen die drei Arten von Qi Gong, nämlich das medizinische, das philosophisch-spirituelle oder das Gong Fu Qi Gong.

In jedem Fall erfordert Qi Gong die innere Bereitschaft, sich mit seinen Wünschen, Gefühlen und Ansichten über die Welt in den Hintergrund zu stellen und für die Zeit der Übung die Sinne nach innen zu richten. Als Patient lernt man, durch die fließenden konzentrierten Bewegungen den eigenen Qi-Fluss zu beeinflussen und auch Energie aus der

Umgebung in sich aufzunehmen. Wenn das Qi harmonisch und in Fülle fließt, fühlen wir uns gesund und vital. Wir verändern unsere Wahrnehmung von uns selbst und von unserer Umwelt. Qi Gong bewirkt also eine Interaktion zwischen Körper und Geist, womit wir, den Lehren zufolge, unser ganzes Wesen und unseren ganzen Ausdruck erst wirklich nutzen können.

Tuina – Schieben und Greifen

Die Tuina-Therapie ist eine umfassende Massagetechnik, die in China einen so hohen Stellenwert hat, dass sie Teil der TCM-Ausbildung für Ärzte ist. »Schieben und Greifen«, so die Übersetzung des chinesischen Begriffs, beinhaltet das Massieren von Akupunkturpunkten und Muskeln, das Einrenken verschobener Wirbelkörper und Bandscheiben mit Hilfe der Hände, leichte Mobilisationen, die manchmal mit Akupressur, Moxibustion und Schröpfen kombiniert werden. Die Tuina-Therapie basiert zum einen auf denselben Wirkungsprinzipien wie Akupunktur oder Kräutermedizin und soll Stauungen und Blockaden im Verlauf der Meridiane auflösen. Bei

Ursache von Störungen

Störungen innerhalb eines Meridians können zu einer Disharmonie entlang dieses Meridians führen – sie sind unter anderem das Resultat einer Disharmonie des Organs, das mit dem Meridian verbunden ist.

der Tuina wirken die Hände des Therapeuten mit ihrem genau dosierten Druck regulierend auf das Qi und das Blut. Daneben wirkt Tuina auch rein mechanisch und dient dazu, geringgradige Wirbel- und Gelenkblockaden zu korrigieren, ähnlich wie in der westlichen Physiotherapie.

Das Gefühl einer Tuina-Behandlung ist nicht mit einer westlichen Massage vergleichbar. Verschiedene Techniken werden mit der Handkante ausgeführt, darüber hinaus gibt es auch die punktuelle Massage mit dem Daumen oder Ellenbogen. Besonders typisch ist folgende Massagetechnik: Der Therapeut massiert langsam in die Tiefe hinein, er verschiebt die oberen Hautschichten und das Unterhautgewebe gegeneinander und konzentriert sich dabei auf immer nur eine Stelle. Im Westen wird dagegen hauptsächlich an den Muskelsträngen entlang gearbeitet. Ein Tuina-Therapeut beginnt immer zart und steigert im Lauf einer Sitzung langsam Frequenz und Druckstärke des Griffs.

Eine Behandlung dauert 30 bis 60 Minuten. Der Patient bleibt währenddessen angezogen, am besten mit leichter und lockerer Kleidung. Der Therapeut will nämlich tiefer liegende Gewebeschichten beeinflussen und dazu die oberflächlichen Hautnerven nicht reizen.

Ein weiterer Unterschied zur westlichen Massage: Physiotherapeuten konzentrieren sich auf die Behandlung des Bewegungsapparates. Tuina-Therapeuten jedoch ordnen lokale Schmerzen und Muskelverspannungen einem größeren funktionalen Zusammenhang zu. Möglicherweise wird der westliche Physiotherapeut bei einem stechenden Kreuzschmerz (Lumbago) auf eine Verschiebung oder einen Verschleiß der Wirbelkörper tippen und nach einem Einrenken den Kreuzbeinbereich intensiv mit Friktionen, Knetungen und Rollungen bearbeiten. Ein Tuina-Therapeut hingegen könnte den Kreuzschmerz auf ein Ungleichgewicht von Nieren-Yin und Nieren-Yang zurückführen. Zur Behandlung wird er vielleicht einen Blutstau im Bereich der Niere beheben und die Milz stärken. Denn in der Niere ist nach traditionellem chinesischen Verständnis die lebenswichtige Essenz gespeichert, die sich unter anderem aus der Nahrung speist. Die Milz wandelt die Nahrung um und verteilt die Essenz aus Essen und Trinken.

Massage gegen Zuckerkrankheit

Auch innere Krankheiten sind in China ein Fall für den Tuina-Therapeuten. Eine Zuckerkrankheit (Diabetes mellitus) etwa wird am Krankenhaus der Hochschule für Traditionelle Chinesische Medizin in Heilongjiang wie folgt behandelt: Wenn die Diagnose auf Lungen- und Nierenschwäche hindeutet, wird intensiv mit der Ein-Finger-Methode am Blasenmeridian massiert, auch der Lungen-, Nieren- und Magenmeridian wird beachtet und zudem das Konzeptionsgefäß, ein besonderer Meridian, der die sechs Yin-Meridiane kontrolliert. Viele der Punkte dienen dazu, Hitze zu beseitigen und zu kühlen sowie Flüssigkeit im Körper zurückzuhalten (ein Anzeichen von Diabetes ist das häufige Wasserlassen und ein starker Durst). Andere Punkte regulieren die Funktion der Bauchspeicheldrüse und kräftigen die Nierenenergie.

Nach der Massage der Akupunkturpunkte wird die Muskulatur an Bauch, Rücken, Armen und Beinen 15 Minuten lang massiert. Dies soll in diesem Bereich die Meridiane durchgängig machen, die Blutzirkulationen verbessern, den Qi-Fluss fördern und den Stoffwechsel der Bauchspeicheldrüse anregen. Zusätzlich wird die Behandlung durch eine Kräuterrezeptur unterstützt.

Fallbeispiele zeigen, dass sich auf diese Weise innerhalb kurzer Zeit der Allgemeinzustand eines Zuckerkranken verbessert, der Zucker im Urin zurückgeht und der Blutzucker fast auf einen Normalwert sinkt. Für den Therapie-Erfolg ist neben der Auswahl der zu behandelnden Punkte auch die Art der Massage entscheidend. Der Therapeut kann sanft reiben oder etwas energischer schieben, drücken, kneten und auch zu härteren Maßnahmen greifen wie kneifen, zwicken und klopfen. Mit einer behutsamen Manipulation setzt er einen sanften Reiz, mit einem festen Griff dagegen einen starken Reiz. Die Intensität der Wirkung ist auch entscheidend für das richtige Zusammenspiel der verschiedenen Reize. Die Dosierung erfolgt wie in der Akupunktur über das De-Qi-Gefühl (siehe S. 58). Bei richtig dosiertem Reiz stellt sich an lokalen Punkten ein Gefühl der Wärme, des Kribbelns oder wie Muskelkater ein.

Wie das Beispiel von der Behandlung der Zuckerkrankheit zeigt, zielt die Wirkung einer Tuina-Behandlung nicht ausschließlich auf die Meridiane. Man greift mit Tuina auch auf physiologischer Ebene ein und regt etwa den Stoffwechsel der Bauchspeicheldrüse an. Dies ist den Tuina-Therapeuten, die natürlich auch eine moderne medizinische Ausbildung besitzen, bewusst, und sie agieren damit. Zur Verdeutlichung: Gerade die Bauchspeicheldrüse ist in der TCM-Literatur nirgendwo erwähnt. Sie gehört zum Funktionskreis Verdauungssystem und wird nur von dem abstrakten Konzept der Organfunktionen her verstanden. Der Begriff Stoffwechsel taucht in der TCM ebenfalls nicht auf. Trotzdem ist in modernen Fallbeispielen über Tuina-Therapien vom Stoffwechsel der Bauchspeicheldrüse zu lesen.

Weitere Wirkungen der Tuina

Sie ist sehr beruhigend und kann bei Überlastungszuständen wie Ausgebranntsein (Burn-out-Syndrom), Schlafstörungen und Herzjagen helfen. Tuina beeinflusst das unwillkürliche (vegetative) Nervensystem, haben Grundlagenforschungen gezeigt. Auf ihre Reize reagiert nicht der Sympathikus – das ist das wichtige vegetative Nervengeflecht, das uns in einen aktiven, fluchtbereiten Zustand versetzt –, sondern sein Gegenspieler, der Parasympathikus (Nervus vagus). Dieser meist dämpfend wirkende Nerv reguliert so angenehme Lebensvorgänge wie den Schlaf, das Verdauungssystem und auch größtenteils die Sexualität.

Trotz ihrer beruhigenden Wirkungen muss Tuina nicht in einem entsprechenden Ambiente stattfinden. Im renommierten Guang-An-Men-Hospital in Beijing beispielsweise wird die Tuina-Therapie in großen Sälen verabreicht. Ein Behandlungstisch steht neben dem anderen. Patienten unterhalten sich lautstark miteinander, und chinesische Ärzte führen TCM-Studenten zu den interessantesten »Fällen« und demonstrieren an ihnen das Behandlungskonzept.

Wie auch in der Akupunktur zeichnet sich ein guter und differenziert arbeitender Therapeut der Tuina dadurch aus, dass er keine standardisierten Griffkombinationen verwendet, son-

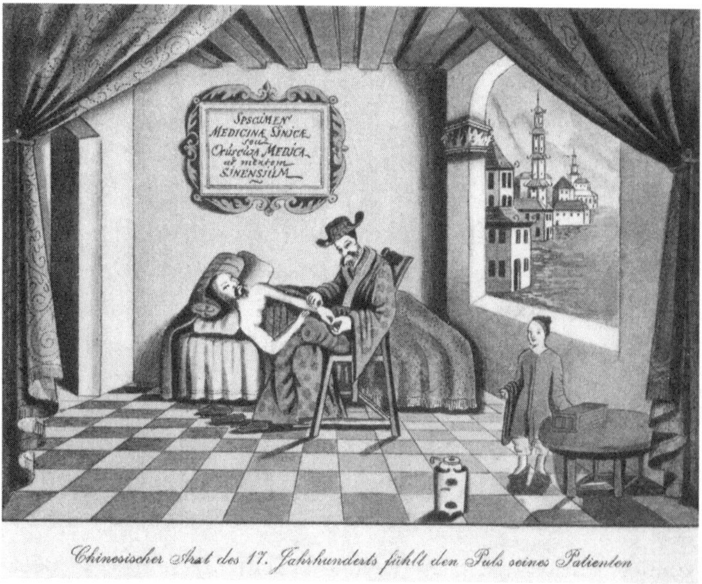
Chinesischer Arzt des 17. Jahrhunderts fühlt den Puls seines Patienten

Chinesischer Arzt behandelt Patienten. Historische Abbildung aus dem 17. Jahrhundert.

dern die Therapie individuell aufgrund des Energieniveaus des Patienten gestaltet. Auch wird er unter Umständen zwei Patienten unterschiedlich behandeln, denen ein westlicher Therapeut die gleiche Krankheit diagnostiziert hätte.

Sonderform der Tuina: Akupressur

Auf die Akupunkturpunkte lässt sich auch mit gezielter Massage Einfluss nehmen. In diesem Fall spricht man von Akupressur; die japanische Variante dieser Druckpunktmassage ist Shiatsu. Akupressur wurde ehemals mit einer stumpfen Nadel durchgeführt, die nicht in die Haut eindringt. Heute aber erfolgt sie ganz bewusst nicht mit Nadeln, sondern mit der Fingerkuppe des Zeigefingers oder des Daumens. Sie wurde schon in antiken Zeiten zur Selbstbehandlung angewandt und hat ihren besonderen Stellenwert in der raschen Beseitigung oder Linderung von Schmerzen. Im zeitgenössischen China wird die Therapieform zur Selbstbehandlung empfohlen – zum Beispiel bei Ermüdung, gegen Verspannungen und zur Vorbeugung von Krankheiten. (Anleitung zur Selbsthilfe finden Sie im Service Center ab Seite 109.)

Ernährung nach den Fünf Elementen

Diese Erfahrung haben viele gemacht: Es schmeckt überhaupt nicht, was andere als so gesund und bekömmlich preisen. Manchem wird allein bei dem Gedanken an Fisch übel, trotz Jod und Omega-3-Fettsäuren. Die chinesische Ernährungslehre liefert eine Antwort auf die vermeintlichen Paradoxien: Jeder Mensch und jedes Nahrungsmittel hat sein eigenes Temperament. Und die müssen zueinander passen, sonst kann selbst ein »gesundes« Nahrungsmittel Schäden hervorrufen oder unverträglich sein.

Die chinesische Ernährungstherapie ist eines der ältesten Therapieverfahren der TCM. Schon seit mindestens dem dritten Jahrhundert v. Chr. ist man sich bewusst, welche Auswirkungen die Nahrung auf den menschlichen Körper hat. In dieser frühen Zeit wurde noch nicht zwischen Arznei- und Nahrungsmitteln unterschieden. Bei den Heilrezepturen

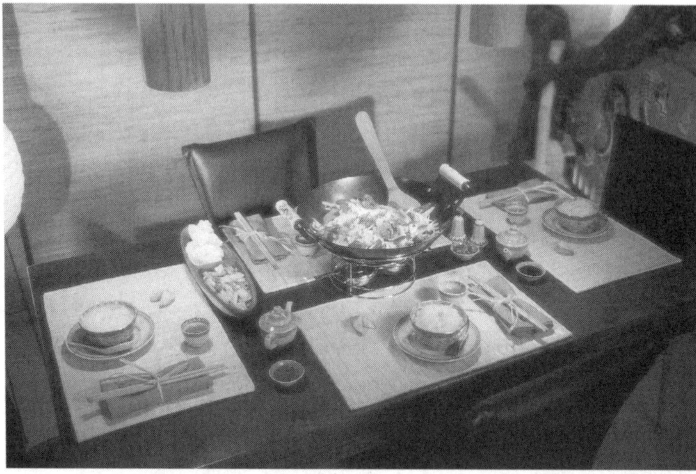

Mit einem Wok ist es ganz leicht, traditionelle chinesische Gerichte zuzubereiten.

konnte es sich genauso gut um Kochrezepte handeln. Erst im siebten Jahrhundert n. Chr. tauchte ein eigener Begriff für Ernährungstherapie auf (Diätetik).

Die Ernährung nach der TCM ist typgerecht und zudem an die aktuelle Jahreszeit angepasst. Ihren größten Stellenwert hat die Fünf-Elemente-Ernährung vor allem in der Vorbeu-

Yin und Yang im Essen

Yang ist der materielose Energieanteil der Nahrung, zu dem auch die Aromen und der feinstoffliche Geschmack zählen, während Yin für die unbelebte Substanz steht, also für die reine Materie ohne Aromen und Energie.

gung und Gesunderhaltung des Menschen. Da Nahrungsmittel von innen in den Energieverlauf des Körpers eingreifen, sind sie auch eine sinnvolle und manchmal notwendige Ergänzung der Behandlung.

Das Temperament der Nahrungsmittel

Chinesen stellen sich vor, dass Nahrungsmittel wie auch Heilkräuter eines der fünf Temperamente besitzen: kalt, kühl, neutral, warm oder heiß. Ausschlaggebend für diese Auffas-

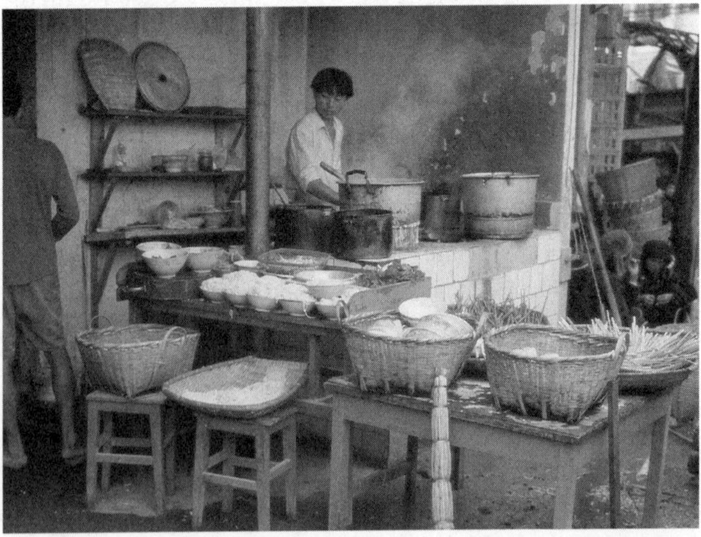

Für das Temperament von Nahrungsmitteln ist die tatsächliche Temperatur unmaßgeblich. Die Chilischote wird auch dann erhitzen, wenn sie zuvor im Kühlschrank gelegen hat, während ein Joghurt auch dann kühlt, wenn er lauwarm gegessen wird.

sung ist die eigene Erfahrung mit Speisen und Getränken. Eine Chilischote verursacht ein heißes Gefühl im Körper und treibt den Schweiß auf die Stirn. Folglich besitzt sie ein heißes Temperament. (Nach modernem Medizinverständnis bewirken Chilis eine Beschleunigung der physiologischen Prozesse.) Ein Joghurt hingegen hat ein kaltes Temperament, man hat das Gefühl, er rutsche vom Magen direkt in den Darm und verbreite von dort aus seine kühlende Wirkung. (Er führt zu einer Verlangsamung der physiologischen Prozesse.)

Energetische Wirktendenz: Ein Nahrungsmittel kann verschiedene Wirkrichtungen im Körper annehmen. Es kann die Körperenergie Qi heben, senken oder schweben lassen. Und es kann an der Oberfläche oder in der Tiefe wirksam sein. Chilis wirken steigend und an der Oberfläche, deshalb tritt uns der Schweiß auf die Stirn. Emporhebend wirken auch Frühlingszwiebeln und Knoblauch. Auch Zimt ist an der Oberfläche wirksam.

Der Joghurt hat eine fallende Tendenz und wirkt in der Tiefe, wir spüren seine Wirkung in der Darmregion. Spinat und Sojabohne wirken absenkend, ebenso Tomate und Aubergine.

Geschmacksrichtung: Die fünf Geschmacksqualitäten scharf, süß, sauer, bitter und salzig unterstützen die Wirkrichtungen. Ein scharfes Nahrungsmittel hebt das Qi, ein salziges senkt es. Süßes hebt es leicht, Bitteres senkt es leicht. Sauer wirkt eher neutral bis leicht absenkend. Beachtenswerte Ernährungsregeln für Yin- und Yang-Typen finden Sie im Service Center ab Seite 104.

Stärken der Ernährungstherapie

Mit der Kraft, den Bewegungsrichtungen und den Verhaltensweisen des Qi von Nahrungsmitteln ist es möglich, gezielt Einfluss auf das Qi im Körper zu nehmen und korrigierend einzugreifen. Denn auch im Körper sinkt, schwebt und steigt das Qi, oder es drängt nach innen oder nach außen. Wenn die Organe ihre Aufgaben korrekt ausführen, dann führt die Lunge beispielsweise Qi an die Oberfläche, der Magen leitet es nach unten oder das Herz nach oben.

Mit diesen Puzzleteilen agiert ein Therapeut der chinesischen Diätetik. Nach den Theorien der TCM wirkt die Ernährungstherapie vor allem auf die Funktionskreise Milz und Magen. Diese bilden nach traditioneller Auffassung den Dreh- und Angelpunkt des Systems, weil hier die aktive Energie (Qi) und das stoffliche Blut (Xue) entstehen. Deshalb ist die Ernährungstherapie vor allem bei solchen Krankheiten angezeigt, die auf energetische Schwäche schließen lassen, wie Müdigkeit, Kurzatmigkeit, Aufstoßen, Verdauungsschwäche, Durchfall, kalte Hände und Füße und krankhafte Vermehrung des Gewebewassers (Ödeme).

Die Körpermitte hat eine zentrale Bedeutung für die Aufnahme und Erschließung der Nahrung. Wenn diese Funktion gestört ist, entstehen häufig Krankheiten, die mit Ansammlung von Nässe oder Schleim zu tun haben. Wenn sich einmal Schleim gebildet hat, sammelt er sich gerne in den Lungen an. Das äußert sich dann in Erscheinungen wie verstopfter Nase, Schnupfen, Husten und dem für Asthma typischen Pfeifen.

Bei Aufstoßen hebt der Magen die Energie anstatt sie zu sen-

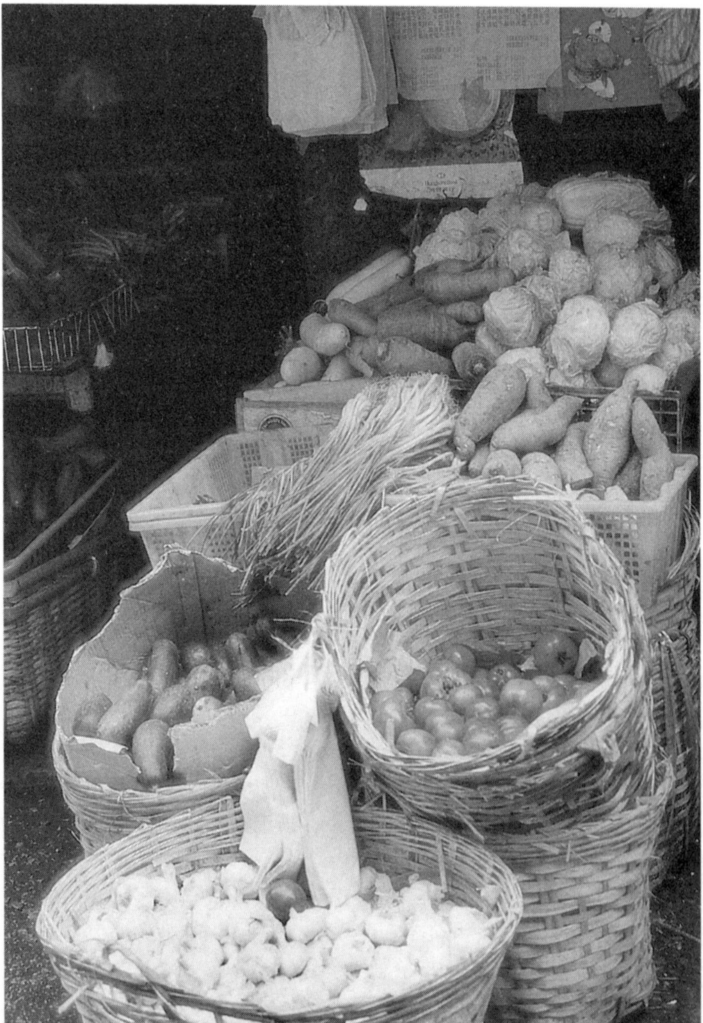

Die Ernährungstherapie ist ein wichtiger Pfeiler in der TCM.

ken. Die Therapie besteht darin, eine Nahrung oder ein Heilmittel mit fallender Wirkrichtung zu verabreichen, wie beispielsweise aus Gerste, Hirse oder Rundkornreis gekochten Brei.

Jemand, der stark schwitzt, hat einen Qi-Mangel. Sein Körper kann daher die Hautporen nicht geschlossen halten und gibt weiter Energie nach außen ab. Ihm helfen zusammenziehende Nahrungsmittel mit einer sauren Geschmacksrichtung wie Grünkern, Dinkel, Huhn, Sauerkraut, Essig, Kirschsaft, Melissentee und Weißwein.

Zwei Fälle aus der Praxis

Übergewicht bei Milz-Qi-Mangel

Frau Z. kam aufgrund ihres Übergewichts in die Praxis. Bei einer Körpergröße von 170 cm wog sie 86 Kilogramm. Zudem klagte sie über gelegentliche Ohrgeräusche (*Tinnitus*). Sie ist 45 Jahre alt, verheiratet und arbeitet als Angestellte.

In der ersten Sprechstunde führte der Therapeut eine Anamnese gemäß den TCM-Regeln durch. Zwei der Symptome von Frau Z. haben auch nach westlichem Verständnis etwas mit dem Übergewicht zu tun, nämlich die Kurzatmigkeit mit einem Völlegefühl in der Brust und eine krankhafte Zunahme des Gewebewassers (*Ödeme*) in den Unterschenkeln. Weitere Symptome: Der Rachen war verschleimt. Der Puls ging schlüpfrig, weich und schnell. Die Zunge zeigte sich blass, hatte einen dicken weißen Belag und Zahneindrücke. Der Stuhl war weich und hatte gelegentlich eine Schleimauflage. Frau Z. schwitzte regelmäßig nachts und spontan tagsüber. Sie war schnell erschöpft. Als besonderes Charakteristikum gab sie einen Heißhunger auf Süßigkeiten an. Doch sie litt unter einer Geschmacksstörung und konnte die Nahrungsmittel nicht richtig genießen.

Dem Therapeuten fiel als Erstes die gesteigerte Absonderung von Feuchtigkeit und Schleim auf. Schweiß, Gewebewasser oder Vaginalsekrete im Übermaß sind nach chinesischem Prinzip ein Anzeichen für einen verlangsamten Wasserstoffwechsel in Niere, Lunge und Milz. Wenn eines dieser drei Organe nicht richtig funktioniert, wird Feuchtigkeit und Schleim ausgeschieden, und das Abnehmen fällt schwer. Bei Frau Z. deuteten einige Feuchtigkeits-Symptome auf einen Nieren-Yang-Mangel und auf einen Lungen-Qi-Mangel hin. Weiterhin waren die vielen Hinweise auf die Milz auffällig. Der weiche Stuhl deutet auf einen Milz-Qi-Mangel, die Geschmacksstörung auf einen Milz-Yin-Mangel und der Heißhunger auf Süßes auf ein Milz-Magen-Feuer, die Erschöpfbarkeit dagegen auf einen Milz-Yang-Mangel. Der Puls spricht für Schleim, Hitze und wiederum Milz-Qi-Mangel. Die Zunge lässt auf Blutmangel schließen, auch das ist ein Hinweis auf eine gestörte Milzfunktion, da nach der TCM-Lehre die Milz die Flüssigkeit und den Tonus der Blutgefäße reguliert.

Funktion der Milz

Sie regiert Umwandlung und Transport. Sie verwandelt die reinen Anteile der Nahrung in Rohmaterial für Blut und Qi. Sie leitet das Blut und beherrscht die Muskeln.

Alle Symptome gegeneinander abgewogen ergeben folgende Diagnose: »Milz-Qi-Mangel mit Feuchter Hitze im Unteren der Drei Erwärmer«. Die Therapie begann mit der Akupunktur. Ziel war, die Feuchte Hitze auszuleiten und die Milzfunktion zu stärken. Das Stechen in bestimmte Meridianpunkte regte das Nieren-Yang sowie das Milz-Qi an. Dadurch wurden der Stoffwechsel in der Milz angeregt und die Mangelsymptome behoben.

Gemäß der Fünf-Elemente-Lehre sollte Frau Z. auf kalte Speisen und Getränke sowie auf Rohkost und Obst verzichten, weil diese das Milz-Qi schwächen. Auch sollte sie fetthaltige und tierische Nahrung reduzieren. Stattdessen empfahl man ihr, mehr warme Eintöpfe und Suppen aus Gemüse und Reis in ihren Ernährungsplan einzubauen, denn das lange Kochen mehrt vor allem den Yang-Anteil.

Der Erfolg: Innerhalb der ersten zwei Wochen verlor Frau Z. zwei Kilo. Das starke nächtliche Schwitzen hörte auf. Nach der dritten Stunde verging das spontane Schwitzen, und der Heißhunger auf Süßes verschwand. Der dicke weiße Zungenbelag reduzierte sich auf eine normale Stärke. Nach vier Wochen betrug der Gewichtsverlust vier Kilogramm. Nach acht Wochen und insgesamt zwölf Behandlungen wog sie sechs Kilo weniger. Die Ohrgeräusche und die Kurzatmigkeit wurden erträglich, obwohl sie ja nicht im Zentrum der Therapie gestanden hatten. Die ehemals blasse Zungenfarbe – ein Zeichen für Blutmangel – hatte sich gegen Ende der Behandlung zu einem Rot hin normalisiert. Frau Z. kann wieder mit der Zunge schmecken. Auch der Stuhl hat sich normalisiert. Mit dem Ende der Behandlung war der Allgemeinzustand so weit verbessert, dass mit einem weiteren Gewichtsverlust auch ohne Behandlung zu rechnen ist.

Unruhiger Schlaf bei Nieren- und Leberschwäche

Herr M. wachte fast jede Nacht zwischen ein und drei Uhr auf. Danach dämmerte er nur noch unruhig, mit kurzen Schlafperioden. Er ist 45 Jahre alt, Familienvater, Filialleiter einer Bank und beruflich stark engagiert.

Die Erstanamnese erbrachte: Der Patient hat viele Träume und spricht im Schlaf. Er hat in der Kreuzbeinregion ein Gefühl von Schwäche, gelegentlich Knieschmerzen, ein Druckgefühl entlang des rechten Rippenbogens, Verstopfung und ist reizbar. Der Puls ist angespannt, die Zunge dunkelrot mit geringem weißen Belag. Nachts streckt Herr M. die Füße aus dem Bett.

Heiße Füße, Schwäche in der Kreuzbeinregion, Knieschmerzen und eine dunkelrote Zunge deuten eine Nieren-Yin-Schwäche an. Der Druck entlang des rechten Rippenbogens, Verstopfung, Reizbarkeit und der angespannte Puls weisen auf eine Lebersymptomatik hin, ebenso das Aufwachen zwischen ein und drei Uhr (Organuhr). Der Therapeut schloss dennoch auf eine Nieren-Schwäche. Die Nieren speichern die Essenz – eine reine, feine Substanz, die den Körper unterstützt und nährt. Überarbeitung kann diese Essenz schädigen. Das Muster heißt dann »Zustand Leeren Feuers«. Eine schwache Niere wirkt auch auf die Leber, denn nach dem Gesetz der fünf Wandlungsphasen ist die Niere die Mutter der Leber, und eine Mutter hat immer die Aufgabe, ihr Kind zu stärken. So muss die Niere die Leber versorgen und ihr kühlendes Yin zuführen.

Bei Herrn M. war sie dazu nicht mehr in der Lage. Es kam zu einer Beeinträchtigung des Funktionskreises Leber, erst energetisch, dann auch organisch. Ständige Anspannung und Ärger auf dem Arbeitsplatz verstärkten das Ungleichgewicht, denn Ärger und Zorn greifen die Leber an. Somit war auch das Herz betroffen, denn die Leber ist die Mutter des Herzens. Dies zeigte sich durch Unruhe und gelegentliches Herzrasen.

Die Diagnose: Nieren-Essenz-Mangel führt zu Leber-Yin-Mangel und dieser zu aufsteigendem Leber-Yang. Das Therapieprinzip: Leber-Yin und Nieren-Yin mehren und den Geist beruhigen.

Herr M. bekam Akupunktur, die Nadeln blieben ungewöhnlich lange im Körper, nämlich 30 bis 40 Minuten. Zur Beruhigung bekam Herr M. eine Tuina-Behandlung des Kopfes und wurde in Qi Gong unterwiesen. Stark anregende Nahrungsmittel wie Kaffee, Tee, scharfe Gewürze und fette Speisen sollte er einschränken. Nach fünf Wochen intensiver Therapie hatten sich die Probleme sehr deutlich verbessert. In den insgesamt drei Monaten Behandlung fand er zu einem normalen Schlafrhythmus zurück.

Tradition und Moderne

Nachweisliche Wirkungen

Die TCM steht in dem Ruf, eine streng kausale und nachvollziehbare Medizin zu sein – sofern man die Grundlagen akzeptiert. Genau dies fällt vielen Medizinern und auch Patienten im Westen schwer. Wie soll man etwas akzeptieren, das darauf beruht, gestautes Qi wieder zum Fließen zu bringen, wenn aber niemand dieses Qi schlüssig erklären kann, dessen Bahnen zudem auch noch unsichtbar sind?

Qi sichtbar machen
Es gab immer wieder Versuche, die Leitbahnen und das Qi sichtbar zu machen. Für beide Phänomene gibt es auch moderne wissenschaftliche Anhaltspunkte, ohne dass sie schon bewiesen wären.

Ein Ansatz, um die Akupunktur verständlich zu machen, sind Wirkungsnachweise mit Hilfe moderner naturwissenschaftlicher Methoden. Die westliche Forschung hat sich dabei vor allem auf die schmerzlindernde Wirkung der Akupunktur konzentriert. Hier gibt es zwei grundsätzliche Erklärungsansätze, die (etwas pauschale) »Reflexivtheorie« und die (derzeit interessanten) neurophysiologischen Modelle.

Neurophysiologische Modelle

Mit neurophysiologischen Modellen und Forschungen versucht man, Einsicht in die Wirkungszusammenhänge zu gewinnen. Sie besagen im Grunde, dass durch die Akupunktur die Schmerzweiterleitung unterdrückt oder der Schmerz nicht bewusst wird. Ein Schmerz wird ja nicht dort wahrgenommen, wo er auftritt, sondern erst im Gehirn. Wenn man sich beispielsweise in den Finger schneidet, leiten Nerven einen Impuls an das Rückenmark und von dort an das Gehirn weiter. Dort wird der Impuls interpretiert. Erst jetzt erfährt das Bewusstsein von dem Schmerz im Finger.

Durch die Akupunktur wird eine Ausschüttung von verschiedenen Botenstoffen aktiviert. Die Botenstoffe unterdrücken auf unterschiedliche Arten die Schmerzweiterleitung im Rückenmark. Einige von ihnen (Enkephalin und Dynorphin) vermindern die Freisetzung eines Schmerzüberträgers. Andere (Serotonin und Noradrenalin) setzen sich direkt auf den Signalempfänger einer Nervenzelle (Rezeptor), womit der Durchgang für Schmerzimpulse verstopft ist.

Die Reizungen der Akupunkturnadeln lösen auch in der Hirnanhangdrüse (Hypophyse) eine Freisetzung des Glückshormons Beta-Endorphin aus. Dieses gelangt direkt ins Gehirn. Wenn dort jetzt ein Schmerzimpuls ankommt, wird er vom Gehirn einfach nicht als solcher interpretiert. Dieses körpereigene System der Schmerzkontrolle beruht auf dem gleichen Prinzip wie das Phänomen, dass »glückliche Menschen weniger Schmerzen haben«. Deshalb lautet die ältere Bezeichnung für diese Modelle auch »Gate-Control-Theorie«. Diese Theorie geht davon aus, dass ein besonderer Nervenmechanismus im Hinterhorn des Rückenmarks vorhanden ist, der wie ein »Tor« funktioniert und für Schmerzimpulse geöffnet oder geschlossen werden kann.

Die Reflexivtheorie

Die Reflexivtheorie ist ein etwas unspezifischer Ansatz. Bestimmte genau definierte Areale auf unserer Haut (Segmente) stehen mit inneren Organen in enger Wechselbeziehung. Deshalb kann man über die Reflexzonen (zum Beispiel Head'sche Zone) die inneren Organe beeinflussen, wie es in der Bindegewebsmassage oder in der Fußreflexzonentherapie praktiziert wird. Auch die Akupunktur soll auf diesem Wege reflektorisch auf die Organe wirken.

Head'sche Zonen

Bei Erkrankungen tiefer liegender Organe empfindet der Patient manchmal Schmerzen auf Arealen der Körperoberfläche. Diese Head'schen Zonen gehören zum selben oder benachbarten Rückenmarkssegment wie das erkrankte Organ.

Darüber hinaus sind auch so genannte »Triggerpunkte« bekannt, die sich bei jedem Menschen in Muskeln, Knochenhaut,

Bändern oder Gelenkkapseln bilden und besonders druckempfindlich sind. Diese Punkte geben fortwährend irritierende Signale an den Körper weiter. Das Spannende: Fast 80 Prozent aller Triggerpunkte sind mit Akupunkturpunkten identisch, ergab eine Untersuchung. Der Umkehrschluss ist übrigens falsch! Bei weitem nicht alle Akupunkturpunkte sind auch Triggerpunkte.

Dokumentierte Heilerfolge

Neben diesen Forschungen zur Wirkung gibt es unzählige Studien und Fallbeschreibungen. Eine statistische Auswertung der Krankengeschichten von Akupunkteuren in Großbritannien hat ergeben: Es lassen sich zweimal so viele Frauen wie Männer akupunktieren. Ein Drittel aller Patienten sind Frauen zwischen 30 und 49 Jahren. Die gängigsten der behandelten Leiden sind muskuläre, neurologische und psychische Erkrankungen. Einer Statistik zufolge, die von der Society for Akupuncture Research vorgelegt wurde, berichteten 76 Prozent der Akupunkturpatienten von einer Besserung der Symptome und 13 Prozent vom völligen Verschwinden. Die besten Heilungsergebnisse zeigten sich bei psychischen und muskulären Störungen. Generell waren die Patienten mit der Behandlung sehr zufrieden.

Eine im Rahmen des »Münchener Modells« (Zentrum für Naturheilkundliche Forschung, TU München) breit angelegte Beobachtungsstudie, durchgeführt an der TCM-Klinik Kötzting, untersuchte alle während der acht dokumentierten Monate stationär aufgenommenen Patienten. Auch hier sind es zu über 70 Prozent Frauen im Durchschnittsalter von etwa

Info: Schmerzkontrolle

Die Wirkungen der Akupunktur auf die Nerven und andere Körperzellen ist noch nicht zur Genüge erforscht. Beispielsweise haben Mediziner in Taipeh (Taiwan) bei Testpersonen Akupunkturnadeln gesetzt und dabei den Blutfluss im Gehirn untersucht (mittels einer Positronen-Emissions-Tomografie). Die Nadel wurde zwischen Daumen und Zeigefinger gestochen, in den wichtigsten schmerzdämpfenden Punkt des Körpers.

Das bildgebende Computerverfahren zeigte, dass daraufhin Zentren der Schmerzkontrolle im Hypothalamus und in Teilen des Mittelhirns aktiviert wurden. Es bewies in der gleichen Messung, dass es mit der wichtigen Nadelsensation De-Qi tatsächlich etwas auf sich hat. Nur wenn das bei der Akupunktur typische Empfinden an der Nadelspitze auftrat, wurde eine Änderung des Blutflusses im Gehirn festgestellt.

52 Jahren. Die häufigsten Einzeldiagnosen waren Lumbalgien, Migräne, Schmerzsymptome im Kopf- und Nackenbereich. Fast alle Patienten erhielten Akupunktur und chinesische Arzneikräuter. Über die Hälfte der Patienten beurteilten den Therapieerfolg bei den Beschwerden, die teilweise chronisch waren und schon lang andauerten, als gut bis sehr gut!

Zwei akute Fälle

Nicht immer sind es nur die chronischen Krankheiten, bei denen Akupunktur wirkt. In aktuellen Studien haben sich westliche Mediziner mit besonders akuten Fällen beschäftigt: der Geburt und dem Schleudertrauma.

Bei Frauen, die ab der 36. Schwangerschaftswoche einmal wöchentlich eine Akupunkturbehandlung erhielten, verkürzte sich die Geburt um durchschnittlich zwei Stunden. Behandelt wurden die Punkte, die traditionell in China zur Geburtsvorbereitung verwendet werden. Dies ergab eine zweijährige Studie an der Frauenklinik Mannheim.

Bei einem Schleudertrauma, das normalerweise durch Ruhigstellen der Halswirbelsäule und mit Schmerzmitteln behandelt wird, war die akute Krankheitsphase der mit Akupunktur behandelten Patienten etwa fünf Tage kürzer als die der Kontrollgruppe. Über Folgebeschwerden haben die Akupunkturpatienten nur etwa halb so oft berichtet wie Patienten der Kontrollgruppe, ergab eine Studie der Universitätsklinik für Unfallchirurgie in Wien.

Trotz vieler Studien zur Wirkung von Akupunktur gibt es noch zu wenig wissenschaftliche Studien, um die Akupunktur abschließend nach westlichen Standards einordnen zu können. Das Problem: Unsere wissenschaftlichen Methoden haben sich in einem westlichen Weltbild entwickelt, das klar die Beziehungen zwischen Ursache und Wirkung analysiert. In der TCM aber ist ein Symptom Ausdruck einer Disharmonie des biologischen Systems. Im TCM-System geht es natürlich auch streng logisch zu. Aber die TCM berücksichtigt in einem erheblich stärkeren Maße als die westliche Schulmedizin die wechselseitigen Beziehungen zwischen Ursache und Wirkung. Krankheiten oder Disharmonien gehen in der TCM nicht auf eine Ursache im westlichen Sinn zurück, sondern immer auf eine Störung des »Yin-Yang-Gleichgewichts«. So ist es aus sich heraus unmöglich, das Wesen der TCM, inklusive der Akupunktur, mit unseren Kategorien zu erfassen. Ein weiteres Problem ergibt sich durch die unterschiedliche Einordnung von Krankheiten. Ein und dieselbe westlich definierte Krankheit wie Migräne ist in der TCM auf unterschiedliche Disharmonien zurückzuführen.

Seit über 100 Jahren bemüht man sich in China, Japan und vor allem auch in den USA, chinesische Medikamente und Pflanzen chemisch zu durchleuchten. Diese Forschungen haben bislang zu eher enttäuschenden Ergebnissen geführt. Das Wirkprofil der Pflanzen lässt sich eben nicht auf isolierte Wirkstoffe und bestimmte chemische Strukturen reduzieren. Vielmehr wirken einige Substanzen wie etwa Ginseng nur aufgrund der Komplexität der ganzen Pflanze. Das Ganze ist eben mehr als nur die Summe seiner Teile.

Service Center

Das Service Center bietet Ihnen als Hilfe zum Aktivsein Checklisten, Übersichten, Anleitungen, Adressen und vieles mehr.
Alles auf einen Blick, zum schnellen Nachschlagen.

TCM – Einige Grundregeln

Im Einklang mit sich

Gesund bleiben, indem Sie sich vor krank machenden Faktoren schützen, ist in Kürze die Empfehlung der TCM. »Maßvoll leben« als Grundsatz meint:

Die innere Einstellung: Bewahren Sie Ruhe, und überprüfen Sie exzessive Wünsche und Fantasien. Seien Sie zufrieden mit Ihrem Platz im Leben und frei von Eifersucht oder Neid. Haben Sie Mitleid mit anderen Menschen, und seien Sie frei von zerstörerischen Neigungen. Üben Sie sich in Meditation, um in Einklang mit dem Universum zu kommen.

Im Einklang mit dem eigenen Körper: Machen Sie Muskeldehnungen, Massage und Atemtechniken, um den Fluss der Energie zu unterstützen.

Zufriedenheit in der Arbeit: Arbeiten Sie, ohne sich zu erschöpfen. Achten Sie auf erreichbare Ziele. Vermeiden Sie jede geistige und körperliche Überanstrengung.

Ausgewogenheit in der Ernährung: Essen Sie ausgewogen und regelmäßig. Begnügen Sie sich mit einfachem, aber nahrhaftem Essen. Passen Sie Ihre Ernährung der Jahreszeit an.

Kleidung: Tragen Sie Kleidung, die den Erfordernissen der Jahreszeit angepasst ist.

Tagesrhythmus: Stehen Sie möglichst immer zu bestimmten Zeiten auf, und halten Sie feste Schlafenszeiten ein.

Jahresrhythmus: Nehmen Sie die Natur als Vorbild. Orientieren Sie sich mit Ihrer Schaffenskraft und Ihrem Tagesablauf am natürlichen Energierhythmus. Essen Sie jahreszeittypisch. So stärken Sie Vitalität und Abwehrkräfte.

Leben im Jahreslauf

In den alten Kalendern Chinas werden die Jahreszeiten auf zwei Arten gezählt: Manchmal gibt es fünf Jahreszeiten mit je 72 Tagen (es kommt dann der Spätsommer hinzu) oder vier Jahreszeiten mit ebenfalls 72 Tagen, zwischen denen aber eine knapp dreiwöchige Übergangszeit liegt.

Frühling: Wer im Sommer anfällig für Erkältung und Sommergrippe ist, verhält sich vielleicht im Frühjahr nicht jahreszeitengemäß.
Das Motto des Frühlings: Produzieren und ausbreiten! Ihren Willen und Ihre Entfaltungskraft dürfen Sie nicht unterdrücken.

Der angemessene Tagesrhythmus: Im Morgengrauen aufstehen und in der Abenddämmerung zu Bett gehen.
Die richtige Lebenseinstellung: Produzieren, aber niemals zerstören; geben, aber niemals wegnehmen; belohnen, aber niemals bestrafen.
TCM-Begründung: Handelt man nicht so, verletzt man die Kraft der Leber, die im Sommer krank werden könnte. Dann besitzt sie nicht genug Energie, um das Qi des Sommers zu produzieren.

Sommer: Falsche Lebensweise im Sommer führt im Herbst oft zu fiebrigen Erkrankungen wie Grippe, Entzündung der Mandeln, der Nebenhöhlen, des Kehlkopfes und Rachens und der Mittelohren, die sich zum Winter weiter verschlimmern.
Das Motto des Sommers: Frisch und schön! Halten Sie Ihre Geistesenergie frisch und verfügbar, und lassen Sie die Energie aus dem Innern frei fließen.
Der angemessene Tagesrhythmus: Sehr früh aufstehen, wieder mit der Morgendämmerung, und spät ins Bett gehen.
Die richtige Lebenseinstellung: Nicht den langen Tag fürchten; den Willen frei von Zorn halten; sich nicht laufend empören und beklagen – auch nicht über die Hitze.
TCM-Begründung: Handelt man nicht so, schadet man über längere Zeit dem Herzen. Im Herbst wird Fieber auftreten. Weil das Herz der Lunge nicht helfen kann, Qi für den Winter zu sammeln, wird sich zur Wintersonnenwende die fiebrige Krankheit verschlimmern.

Herbst: Wer im Winter unter Durchfall leidet, hat sich unter Umständen wider die Regeln für den Herbst verhalten.

Das Motto des Herbstes: Voll und friedlich! Jetzt heißt es für Sie, Energien für den Winter zu sammeln und Vorrat anzuhäufen.
Der angemessene Tagesrhythmus: Passen Sie sich den länger werdenden Nächten so gut wie möglich an, beginnen Sie, früher ins Bett zu gehen und später aufzustehen.
Die richtige Lebenseinstellung: Den Willen in Ruhe lassen, innerlich immer sehr ruhig und gelassen bleiben, nicht aufgebracht sein oder gar Wut aufstauen und mit den Energien allmählich etwas sparsamer umgehen.
TCM-Begründung: Häufige Missachtung dieser Regeln kann die Lungen verletzen. Sammelt man nicht genügend Energie-Vorrat, hat dies einen Durchfall im Winter zur Folge.

Winter: Wer im Frühling unter Funktionsstörungen der Arme und Beine leidet, unter Umständen sogar in Verbindung mit Lähmungen, hat nicht im Einklang mit der Energie des Winters gelebt.
Das Motto des Winters: Verbergen und bewahren! Jetzt darf Ihre Yang-Energie nicht gestört werden. Gehen Sie mit dem Ehrgeiz und der Strebsamkeit behutsam um.
Der angemessene Tagesrhythmus: Gehen Sie früh ins Bett, und stehen Sie spät auf.
Die richtige Lebenseinstellung: Den Willen erhalten, das Denken schützen; setzen Sie sich nicht der Kälte aus, sondern flüchten Sie vor ihr, und suchen Sie das Warme.
TCM-Begründung: Wenn Sie die Energie des Winters nicht schützen, kann sie im Frühling nicht mit voller Kraft austreiben, und es ist mit einem Kräfteverfall der Muskeln zu rechnen.

Ein wichtiger Pfeiler der TCM – die Ernährung

Das Essen ist in China nicht nur eine kulinarische Angelegenheit, sondern auch eine medizinische. Denn die TCM teilt den Nahrungsmitteln Eigenschaften zu, mit denen sie in das Yin-Yang-Konzept und in die Fünf-Elemente-Lehre eingebettet werden. So ist die Ernährungstherapie (Diätetik) ein wichtiger Pfeiler in der TCM. Im Gegensatz aber zur Kräutertherapie, mit der sie viel gemeinsam hat, oder auch zur Akupunktur und den anderen Therapieformen können Sie die Ernährungstherapie ohne weiteres zu Hause selbst durchführen.
Lebensmittel sind – genau wie die Arzneimittel – nach Temperaturverhalten und Geschmacksrichtung eingeteilt. Daran kann man erkennen, an welcher Stelle des Körpers sie wie auf das Qi einwirken und damit Einfluss auf das Verhältnis von Yin und Yang nehmen. Wenn Sie etwa einen echten Yang-Überschuss haben – also zu viel Hitze und Energie –, besitzen Sie im Verhältnis zu wenig Yin – also zu wenig kühlendes Wasser und Blut. Es entwickelt sich ein innerliches Feuer, das sich zum Beispiel in einem Bluthochdruck äußert. Damit sind Sie ein Yang-Typ und sollten kühlende Nahrungsmittel essen, um Ihr übermäßiges Feuer zu löschen. Das Essen wird somit zur Medizin.
Mit dem Test auf der gegenüberliegenden Seite können Sie einschätzen, ob Sie eher ein Yin- oder ein Yang-Typ sind und Ihre Ernährung entsprechend darauf abstimmen. Hinweise zur typgerechten Ernährung finden Sie ab Seite 102.

Sind Sie ein Yin- oder Yang-Typ?

Yang:

- Haben Sie einen warmen Körper?
- Ist Ihre Haut trocken?
- Besitzen Sie wenig Körperflüssigkeit?
- Ist Ihr Urin gelb und konzentriert?
- Bevorzugen Sie kühle Speisen und Getränke?
- Schätzen Sie sich selbst als aktiv und schwungvoll ein?
- Gelten Sie als warmherzig?
- Werden Sie schnell ärgerlich und ungeduldig?
- Sind Sie leidenschaftlich?
- Denken und handeln Sie logisch?

Yin:

- Haben Sie einen kühlen Körper?
- Ist Ihre Haut feucht und fettig?
- Besitzen Sie viel Körperflüssigkeit?
- Ist Ihr Urin hell und reichlich?
- Bevorzugen Sie warme Speisen und Getränke?
- Schätzen Sie sich als passiv und zurückhaltend ein?
- Gelten Sie als etwas frostige Persönlichkeit?
- Sind Sie eher ein bisschen schüchtern und furchtsam?
- Sind Sie selbstzufrieden?
- Denken und handeln Sie intuitiv?

Von welcher Liste können Sie mehr Fragen bejahen?
Von welcher Charakterisierung fühlen Sie sich stärker angesprochen?

Mit dieser Aufzählung können Sie feststellen, ob Sie mehr Yin- oder mehr Yang-Anteile in sich tragen. Mit einem geeigneten Yin-Yang-Essen können Sie auf Ihre Typisierung reagieren. Als Yin-Typ benötigen Sie nämlich ein Yang-Essen, und als Yang-Typ eher ein Yin-Essen.
Meist liegen Mischformen vor. So gibt es Menschen mit einem Yin-Wesen und einer Yang-Physiologie und umgekehrt. Richtig zuordnen kann Sie letztlich nur Ihr TCM-Therapeut.

Feine Yin-Yang-Küche

Für eine Yin- oder Yang-Dominanz ist zum einen die Auswahl der Nahrungsmittel entscheidend und zum anderen die Zubereitungsart. Es ist allerdings nicht machbar, einem Gericht nur Yin- oder nur Yang-Charakter zu verleihen. Einer der beiden Aspekte kann immer nur mehr oder weniger in den Vordergrund treten.
Yin-Zubereitung: Gedünstete, gedämpfte oder in Wasser gekochte Speisen neigen eher dazu, die Flüssigkeit im Körper zu vermehren, und damit das Yin – den substanziellen Anteil.
Yang-Zubereitung: Gebratenes oder lang geköchelte Speisen haben während der Zubereitung viel Energie in sich aufgenommen, sie tragen daher eher den Yang-Aspekt in sich.

Fenchel

Yang-artige Zubereitung: Braten Sie eine Fenchelknolle, löschen Sie sie mit etwas Sherry und braunem Zucker ab, und würzen Sie mit Sternanis und Pfeffer (Verstärkung von Yang).

Dazu gibt es süßen Klebreis und Lammkotelettes, die mit rotem und grünem Pfeffer gewürzt sind. Das Essen sorgt für Erwärmung des Körpers, geeignet für einen kalten Herbst- oder Frühlingstag.
Yin-artige Zubereitung: Kochen Sie die Fenchelknolle in Salzwasser, löschen Sie sie mit etwas Essig oder Weißwein ab, tröpfeln Sie Zitronensaft darauf, und reichen Sie dazu Kartoffelbrei und Kabeljaufilet, das Sie mit Dill und Lorbeerblättern gewürzt haben. So zubereitet, bewirkt der Fenchel ein kühles, an sommerlichen Tagen herrlich erfrischendes Essen.

Chinakohl

Yang-artige Zubereitung: Schneiden, waschen und braten Sie den Chinakohl in einer Pfanne, würzen Sie ihn mit Koriander oder Curry, und geben Sie ein wenig Ingwer und Sesamöl dazu. Sie bekommen ein wärmendes Gemüsegericht, das Magen und Darm kräftigt.
Yin-artige Zubereitung: Dünsten Sie Chinakohl in Salzwasser, bestreichen Sie ihn mit etwas Butter und Zitrone, und geben Sie etwas Salz dazu. Der Kohl hat seinen Yang-Charakter verloren, er ist zu einem Wasser treibenden Gemüse geworden, das leider auch etwas fade schmeckt.

Möhren

Yang-artige Zubereitung: Waschen und schneiden Sie Möhren, und braten Sie sie scharf in Öl an. Würzen Sie mit etwas Zimt und Pfeffer, und streuen Sie Ingwer darüber. Kombinieren Sie sie mit einer gebratenen Hähnchenkeule, geben Sie eine Mi-

schung aus Wild- und Langkornreis dazu, und entkorken Sie (rechtzeitig) einen guten Rotwein. Das Nahrungsmittel hat einen stark wärmenden und die Mitte stärkenden Charakter.
Yin-artige Zubereitung: Waschen und schneiden Sie die Möhren, blanchieren Sie sie, und köcheln Sie sie dann mit Ananas zusammen. Den Ananassaft können Sie mit ein wenig Essig zusammen als Sauce verwenden. Reichen Sie Tofu und Polenta dazu. Jetzt hat die Möhre zwar immer noch ihren wärmenden Charakter, dieser wird aber durch das Säuerliche und die Kochtechnik zu einem Nahrungsmittel, das die Energie eher festhält, als sie freizugeben.

Blumenkohl

Yang-artige Zubereitung: Machen Sie einen Auflauf aus Blumenkohl, Kartoffeln, gekochtem Schinken, den Sie einfach nur mit Petersilie, Salz und Pfeffer würzen. Zusammen mit einem Bier haben Sie eine wärmende Mahlzeit für feucht-kalte Wintertage.
Yin-artige Zubereitung: Nehmen Sie in Salzwasser gedünsteten Blumenkohl, verfeinern Sie ihn diesmal mit etwas Muskat und Butter. Reichen Sie ihn zusammen mit gekochtem Schinken, Petersilienkartoffeln und einem kühlen Weißwein. Ein kühles Essen, das aufgrund seiner weißen Farbe auf die Lunge wirkt.

Ernährung für Yang-Typen

Im ausgeprägten Yang-Typ hat sich viel Hitze angesammelt. Dadurch wird viel kühlendes Yin (Körperflüssigkeit) verbraucht. Die Flüssigkeiten werden zäh und dickflüssig, und es kann sich

Schleim bilden. Sie leiden möglicherweise unter Bluthochdruck oder Bronchialasthma. Um sich typgerecht zu ernähren, werden Sie sich vielleicht drastisch umstellen müssen. Probieren Sie eine typgerechte Ernährung dennoch aus, und halten Sie vier bis sechs Wochen durch. Wenn Sie mit Ihren alten Essgewohnheiten auch Ihre körperlichen Beschwerden hinter sich gelassen haben, wird es Ihnen an Motivation nicht mehr fehlen. Ihr Körpertyp verträgt am besten Rohkost sowie gedämpftes und gekochtes Gemüse. Gebackene, frittierte und scharf gewürzte Speisen sind tabu und leider auch Alkohol, Kaffee und Zigaretten. Den Genuss von Fleisch, Eiern, Milch und Käse sollten Sie drastisch einschränken. Zwar bauen einerseits tierische Produkte Yin-Flüssigkeiten auf, die dann dem Yang-Überschuss entgegenwirken und die Hitze abkühlen. Andererseits wirkt ein Zuviel dieser Produkte Schleim bildend. Probieren Sie weißes Fleisch anstelle von rotem, greifen Sie zu Käse und Joghurt aus Ziegen- und Schafmilch.
Und denken Sie schon beim Frühstück um. Das typische kontinentale Frühstück sollten Sie nämlich als Erstes auf den Index setzen. Lassen Sie sich stattdessen einmal von dem folgenden Fruchtsalat anmachen!

Ihr Frühstück: Nehmen Sie pro Person 1 Tasse Hirse, die Sie in leicht gesalzenem Wasser kochen, bis die Körner weich und aufgesprungen sind.
Währenddessen schneiden Sie 1 Apfel, 1 Banane und 1 Birne klein. Im Winter können Sie die Früchte 2 bis 3 Minuten andünsten. Schmecken Sie mit Zitronensaft ab. Geben Sie 2 Esslöffel Ziegen- oder Schafjoghurt darüber. Heben Sie auf Ihrem Teller den Fruchtsalat unter den lauwarmen Getreidebrei.

Variationen: Nehmen Sie Amaranth, Gerstenflocken und Weizenflocken anstelle von Hirse. An Obst können Sie wahlweise auch Wassermelone, Zitrusfrüchte und Pflaumen verwenden. Anstelle von Kaffee steht Grün-, Pfefferminz- oder Zitronentee auf Ihrem Frühstückstisch. Erlaubt ist auch Getreidekaffee.

Ernährung für Yin-Typen:

Sie frieren schnell, haben im Winter selbst im warmen Zimmer häufig kalte Hände und Füße, sind anfällig für Erkältungskrankheiten und haben wahrscheinlich auch einen niedrigen Blutdruck. Dann sind Sie ein Kältetyp. Ihre Ernährung sollte Sie dabei unterstützen, die Yang-Energie aufzubauen.
Nehmen Sie wärmende Nahrungsmittel zu sich. Bevorzugen Sie gekochte und warme Speisen. Essen Sie wenig Kaltes oder Kühlendes. Für Sie ist es besonders wichtig, dass Sie sich warm anziehen, speziell im Bereich Unterleib, Nierengegend und an den Beinen. Seien Sie aktiv, treiben Sie Sport. Vermeiden Sie lange heiße Bäder. Frühstücken Sie typgerecht!

Ihr Frühstück: Kochen Sie pro Person 1 Tasse Qinoa (eine Körnerfrucht der Azteken, heute im Reformhaus oder Bioladen erhältlich) in leicht gesalzenem Wasser zusammen mit einem Stückchen frischen Ingwer oder 1 Stange Zimt. Lassen Sie in den letzten Minuten Rosinen, Datteln oder Kirschen mitkochen. Richten Sie das Ganze auf einem Teller an. Geben Sie einen Esslöffel Sonnenblumenkerne oder Sesamsamen hinzu sowie einen Teelöffel Sesamöl (aus dem Asienladen).
Trinken Sie Kakao oder Yogitee mit Ingwer. Kaffee und Schwarztee sind Ihnen in gewissen Mengen erlaubt, Sie kön-

nen Kardamom, Zimt, Ingwer oder Nelken hinzufügen. Trinken Sie vor dem Essen 1 Glas warmes oder heißes Wasser – speziell für den Yin-Typen eine gute Gelegenheit, auf den Stoffwechsel einzuwirken.

Ernährung im Jahreslauf

Im **Frühjahr** beginnt der Energiekreislauf des Jahres. Die Energie drängt an die Oberfläche, die Kräfte keimen auf und sollten dabei unterstützt werden. Die Natur wirft den Winterpelz ab und beginnt ein neues Leben. Nach der Fünf-Elemente-Ernährung sollte man im Frühling Yang-Essen zubereiten, also Speisen, die kräftigen und das Qi steigen lassen.

Küchentipp: *Wählen Sie scharf-würzige Nahrungsmittel, und – entsprechend den Vorgängen in der Natur – Sprossen, junges Gemüse oder Fleisch von jungen Tieren (Lammfleisch). Beispiele: Lauchsuppe mit Curry, Muskat, Zucker oder Sherry; Grüne Bohnen mit Lammkoteletts; Zitronenmelissentee.*

Der **Sommer** ist die warme, sich entfaltende Jahreszeit, in der alles üppig wächst. Gefahr droht dem Menschen, wenn er jetzt seine Energie (Yang) vergeudet oder wenn seine Körpersäfte (Yin) durch die von außen angreifende Hitze geschädigt werden. Sommerspeisen haben Yin-Charakter. Sie sollen erfrischen, aber dabei den Körper nicht abkühlen.

Küchentipp: *Verzichten Sie auf scharfe, süße, trockene oder heiße Speisen, und greifen Sie stattdessen zu Saurem, Kühlem und*

Leichtem. Vorsicht vor zu viel eiskalten Früchten und Getränken. Beispiele: Rhabarber mit etwas Honig und Vanille; Pfannkuchen mit Pilzen, Hackfleisch und Quark gefüllt, dazu Salat und Dickmilch mit Johannisbeeren. Gut ist auch Meeresgemüse in Salaten oder als Beigabe, Rotwein oder Rooibushtee.

Im **Spätsommer** geht die Hitze zurück, es mischt sich Feuchtigkeit hinein. Die Früchte sind reif, die ersten Weintrauben werden gelesen. Der Mensch genießt die Üppigkeit der Ernte und feiert. Auf dem Speiseplan sollten harmonisierende Yin-Yang-Gerichte stehen – warm und nicht zu schwer.

Küchentipp: *Wählen Sie aromatisch-wohlriechende Nahrungsmittel – schon gegoren oder süß-sauer zubereitet. Beispiele: Kürbissuppe mit Butter, Salz und Sojasoße; gebratenes Huhn, Datteln und Rosmarin sowie Polenta und süßsaurer Bratapfel; Apfelkompott mit Vanilleschote und Stangenzimt; Amaranth mit Milch und Honig; Lindenblütentee mit Trockenobst; Federweißer oder Weißwein.*

Im **Herbst** bereiten Trockenheit, Nebel und Kälte die Natur auf die lange Winterruhe vor. Die Energie wird herabgeführt. Auch im Körper sinkt das Yang nach unten. Man sollte sich vor allem vor der angreifenden Trockenheit schützen und das Yin durch Anfeuchtung vermehren. Herbstspeisen sind daher Yin-Speisen.

Küchentipp: *Nehmen Sie im Herbst eher weiche Nahrungsmittel zu sich, die einen anfeuchtenden Effekt haben wie Reis, Sesam, Honig und Molkereiprodukte. Schränken Sie den Genuss von scharfen und heißen Nahrungsmitteln ein. Auch Fleisch, englisch zuberei-*

tet, oder roher Fisch (z.B. Sushi) sind gute Herbstspeisen. Weiterhin: Bohnen mit Birnen und Speck; französische Wildpastete mit Schupfnudeln, geschmorten Birnen und Preiselbeeren, Maronen; Weißwein oder Holundertee.

Im **Winter** muss das Qi zur Ruhe kommen. In der Natur mehrt sich das Yang unterirdisch, steigt aber nicht an die Oberfläche. Der Mensch darf Kräfte sammeln, aber keinesfalls vergeuden. Die optimalen Speisen des Winters haben ausgeprägten Yang-Charakter und bewahren die Lebenswärme.

Küchentipp: *Essen Sie viele warme und heiße Mahlzeiten. Verzichten Sie auf den kühlenden Joghurt zwischendurch. Ziehen Sie so häufig wie möglich lang gekochte Speisen wie Eintöpfe und Gemüsesuppen der Brotzeit vor, denn auch Weizen wirkt kühlend. Den Eigencharakter der Speisen sollten Sie nicht durch raffinierte Zutaten verfälschen. Beispiele: Fischauflauf mit Gemüse; Krabbenrührei auf Schwarzbrot; Plumpudding; Früchtebrot; wärmender Yogitee mit Weihnachtsplätzchen, Datteln und Feigen.*

TCM – Das können Sie selbst tun

Nach TCM-Methoden kann nur behandelt werden, wenn vorher eine Diagnose nach ihren Regeln erstellt wurde. Die vielfältigen Ursachen sind hier nur beispielhaft erwähnt. Eine exakte Diagnose durch einen TCM-Therapeuten ersetzen die Praxis-Tipps nicht.

Viele unserer heutigen Beschwerden wie beispielsweise Allergien waren den alten Chinesen ebenso unbekannt wie Umweltgifte oder denaturierte Nahrung. Bei den folgenden Tipps finden Sie aus diesem Grund auch moderne Erkenntnisse aus der Naturheilmedizin, die dort eingefügt sind, wo sie sinnvoll das TCM-Konzept unterstützen.

Schwaches Immunsystem

Beschwerden: Sie erkälten sich leicht oder leiden monatelang unter einem Fließschnupfen? Sie sind für Depressionen und Pilzerkrankungen anfällig?
Diagnose: Neben vielen denkbaren Ursachen, die der TCM-Therapeut herausfinden wird, ist möglicherweise Ihr Wei-Qi (Abwehr-Qi) geschwächt, das von der Lunge produziert wird.
Ziel: Ihr Qi muss aufgebaut und der Energiefluss reguliert werden.
Grundsätzlich: Keine Überanstrengung! Vermeiden Sie zu viel Arbeit, zu viel Sex, Extremsport. Ausdauersport an der frischen Luft ist dagegen erwünscht.
Speiseplan: Häufig (Vollkorn-)Getreide, viel (grünes, chlorophyllreiches) Gemüse, Meeresalgen. Bevorzugen Sie einfache Nahrungsmittel-Kombinationen wie beispielsweise Kartoffeln mit Quark.
TCM-Kräuter: Ling Zhi Tee (eine Pilzart aus China), frischer Ginseng-Extrakt.
Bewusstsein: Überprüfen Sie Ihre Einstellung zum Leben und zu seinen Phänomenen. Streben Sie Großzügigkeit und Vergebung an. Dies ist das Fundament der Immunität.

Abgeschlagenheit

Beschwerden: Sie sind permanent müde und antriebslos?
Diagnose: Erschöpfung der Mitte. Möglicherweise kann sich die aktive Qi-Kraft nicht richtig entfalten.
Ziel: Stärken der Mitte, sie ist der Entstehungsort von Qi, welches aus der Nahrung gewonnen wird.
Grundsätzlich: Trauer, Sorgen, Schock, übermäßig viel Sex schwächen das Qi.
Speiseplan: Sie benötigen Nahrungsmittel mit einem kräftigen Qi, welche die Mitte wärmen: Weizen (immer in erwärmter Form, nie als Müsli oder Brot), Gerste (als gekochter Brei oder als Vollkorngerstenbrot), Haferkleie, Rundkornreis und Hirse (als Brei, zusammen mit Datteln und Yamswurzeln), Nüsse. Fisch und Fleisch in Maßen ist wichtig, am besten klein geschnitten und gekocht. Fettarmes Fleisch (Huhn), wärmende Fleischsorten (Rind, Hirsch).
TCM-Kräuter: Chinesische Ginsengwurzel.
Qi Gong: »Der kleine Kreislauf« (siehe Seite 136)
Akupressur: Mehrmals täglich je 20 Sekunden links und rechts die »vier Tore« massieren, eine einfache Punktekombination aus Dickdarm 4 Hegu und Leber 3 Taichong. Auch Milz 6 Sanyinjao (alle Punkte ab Seite 124).

Grippale Infekte

Diagnose: Man unterscheidet Erkältung mit Kälte- und mit Hitzezeichen.

Kältezeichen: Durstlosigkeit, Schüttelfrost, reichlich Urin, blasse Zunge mit dünnem feuchten Belag.
Hitzezeichen: Durst, erhöhter Puls, Verstopfungsneigung, rote Zunge mit trockenem gelben Belag.
Grundsätzlich: Bei Kältezeichen wärmen. Bei Hitzezeichen kühlen. In beiden Fällen: Krankheitsverursachende Faktoren durch Schwitzen austreiben. Eine Erkältung ist nie banal! Wenn man schädigende Einflüsse nicht komplett austherapiert, dringen sie tiefer ein und provozieren ernsthafte Folgekrankheiten. Daher: Exakt diagnostizieren und therapieren!
TCM-Kräuter bei Kälte: Kochen Sie einen Tee aus Meerträubchen (Ephedra) – ein chinesisches Heilkraut, in auf TCM spezialisierte Apotheken erhältlich. Nehmen Sie 1 Teelöffel Kräuter auf 1 Tasse heißes Wasser, abgedeckt 8 Minuten ziehen lassen. Ephedra wirkt starkt schweißtreibend, hilft vorbeugend gegen Bronchialasthma. *Auch gut:* 5 Stücke frischer Ingwer, 5 Frühlingszwiebeln mit etwas braunem Zucker und Wasser zu einem dickflüssigen Sud einkochen.
TCM-Kräuter bei Hitze: *Chrysanthementee:* Für eine Teekanne 5 bis 6 getrocknete Chrysanthemenblüten mit sprudelndem Wasser übergießen, mindestens 8 Minuten ziehen lassen, heiß trinken. Zweiter und dritter Aufguss möglich. Wirkt kühlend.
Pfefferminztee: Pro Tasse 1 Teelöffel Tee, mit heißem Wasser übergießen, abdecken, 8 Minuten ziehen lassen, heiß trinken.
Diät bei Atemwegsinfekten: Nichts Gebratenes, keine Milchprodukte, wenig Alkohol und wenig kalte Speisen. Falsche Ernährung kann Erkrankungen der oberen Atemwege verstärken oder sogar provozieren. Bei akutem Infekt: Sofortige strenge Reisdiät. Damit kräftigen Magen und Milz den befallenen Funktionsbereich Lunge.

Ödeme

Westliche Diagnose: Krankhafte Ansammlung von Körperflüssigkeit unter der Haut und im Bindegewebe, vor allem an Unterschenkeln, unter den Augen, im Gesicht und im Bauchraum. Eine Ansammlung von Gewebswasser schädigt langfristig das Gefäßsystem und belastet die Nieren und das Herz.
Östliche Diagnose: Bei oberen Ödemen ist der Funktionskreis Lunge schwach, bei unteren Ödemen der Funktionskreis Niere. Die Qi-Kraft reicht nicht aus, um die Flüssigkeitsversorgung zu kontrollieren (das heißt: das Lymphsystem zu aktivieren und die Durchlässigkeit der Gefäßwand zu regulieren). Häufig ist auch das System Milz/Magen als »Motor« des Wasserstoffwechsels mitbeteiligt.
Ziel: Den Funktionskreis der Nieren stützen und das Yin mehren. (Westlich: Entwässern und die Funktion der Nieren und Nebennieren stärken.)
TCM-Kräuter: Obere Ödeme durch schweißtreibende Kräuter behandeln. Kräuterabsud (Tagesration): 7 g Großköpfiger Atraktylodeswurzel (Rhiz. Atractylodes lancae), 9 g Meerträubchen (Hb. Ephedrae), beide in TCM-Apotheken erhältlich. Die geriebenen Kräuter 15 Minuten lang in 300 ml Wasser kochen bei geschlossenem Deckel. Davon dreimal täglich eine Portion lauwarm trinken.
Untere Ödeme durch harntreibende Kräuter behandeln. Nehmen Sie das Fertigarzneimittel »Wu Ling San«, ein Granulat aus fünf Kräutern, es regt die Umwandlung und den Transport von Flüssigkeit an.
Diät: Bei beiden Ödemen Kuhmilchprodukte vermeiden, die

tierischen Eiweiße verlangsamen den Fluss der Lymphe. Kochen Sie Mung- oder schwarze Sojabohnen. Oder bereiten Sie aus Reis und Adukibohnen ein Congee: 2 Teile weißer Reis, 1 Teil Adukibohnen, in 6-facher Menge Wasser nach Grundrezept kochen. Variation: Nehmen Sie 1 Tasse weißen Reis, und kochen Sie die leicht gesalzenen Scheiben einer Zwiebel mit. Zusätzlich: Kochen Sie 1 Tasse Adukibohnen in 5 Tassen Wasser, nehmen Sie nach 1 Std. einen Großteil der Kochflüssigkeit (Saft) beiseite, und kochen Sie die Bohnen weiter zum Verzehr. ½ Tasse des Saftes trinken Sie jeweils eine ½ Std. vor den Mahlzeiten.

Congee ist eine Art dünne Reissuppe mit wenigen Zutaten. Grundrezept: 1 Tasse Reis auf 6 Tassen Wasser im geschlossenen Topf köcheln lassen. Kochzeit mindestens 40 Minuten auf kleinster Flamme. Je länger Congee kocht, desto mehr Yang-Charakter bekommt er, desto besser. TIPP: Auf Vorrat zubereiten!

Bewusstsein: Werden Sie aktiv, aber überfordern Sie sich nicht. Treffen Sie Entscheidungen klar und verbindlich. Seien Sie produktiv. Damit stärken Sie das Qi.

Herzbeschwerden

Diagnose: Von Herzrasen sind häufig Frauen betroffen, ohne dass der Arzt eine konkrete Ursache diagnostizieren kann. Enge in der Brust (Angina pectoris) tritt oft bei Belastung oder Kälte auf. Die folgenden Tipps sind nur zusätzliche Anregungen und kein Therapie-Ersatz!

TCM-Kräuter und Diät: Muschelschalen (erhältlich als Pulver mit Calcium), Vollweizen, brauner Reis, Haferflocken und Maulbeeren allgemein bei Herzbeschwerden.

Bei Herzrasen (Tagesration): Cocospilz (Poria Cocos) 9 g, Samen der chinesischen Dattel (Semen Zizyphi Spinosai) 9 g, Schisandra-Früchte (Fructus Schisandrae) 6 g. Kräuter 15 Minuten lang in 300 ml Wasser kochen, im geschlossenen Topf. Je 100 ml des Absuds morgens, mittags, abends vor den Mahlzeiten trinken. Alle Zutaten sind getrocknet und gerieben in Apotheken mit TCM-Ausrichtung erhältlich.

Bei Angina pectoris: »Tienchi-Danshen-Tee«, ein exzellenter Tee aus Noto-Ginseng und rotem Ginseng, trägt zur verbesserten Sauerstoffversorgung des Herzmuskels bei und hilft, hohe Blutgerinnungsfaktoren zu reduzieren. *Zusätzlich:* Kräutermischung aus Gua Lou, Xie Bai und Gui Zhi, in TCM-Apotheken zu bestellen.

Akupressur: *Bei Herzrasen:* Herz 7 Shenmen, Ren 14 Jujue, Perikard 6 Neiguan zu behandeln.

Bei Angina pectoris: Herz 5 Tongli, Perikard 6 Neiguan, Ren 14 Jujue zu behandeln (alle Punkte ab Seite 124). Zwischendurch immer wieder die Ohrmuscheln von oben nach unten walken.

Qi Gong: Befreiend wirkt die »Reverse-Atmung«, ziehen Sie beim Einatmen den Bauch ein, und drücken Sie beim Ausatmen den Bauch raus, also genau umgekehrt wie normal. Die inneren Organe werden stimuliert, das Zwerchfell und die Bauchdecke gelöst. Damit wird auch der Brustraum befreit.

Bewusstsein: Versuchen Sie bei Herzbeschwerden, eine gelassene Einstellung zu gewinnen. Konzentrieren Sie sich auf einfache Aufgaben und deren Erfüllung, anstatt sich immer das ganze Arbeitspensum oder Spektrum der Möglichkeiten vorzustellen. Aus chinesischer Sicht kreiert eine geistige Hyperaktivität Hitze, Qi und überaktives Shen (Geist im TCM-Sinn), welche den Kopf und das Herz attackieren. Bewusstseinsschulung ist auch möglich durch Tai Qi, Qi Gong und Feldenkrais.

Bluthochdruck

TCM-Diagnose: Überproportionale Ansammlung von Hitze. Vielfältige Disharmoniemuster möglich.
Ziel: Innere Hitze kühlen und den normalen Qi-Fluss anregen. Störungen der Funktionskreise Leber und Gallenblase beheben, die aus TCM-Sicht ganz bedeutend an der Entstehung von Bluthochdruck beteiligt sind.
Diät: Vermeiden Sie salzige, scharfe, gebratene und andere erwärmende Nahrungsmittel wie Alkohol, Kaffee, Fleisch (besonders Lamm). Tabak und Süßigkeiten sind tabu. Nehmen Sie keinen Ginseng!
TCM-Kräuter: Goldwurz (Huang Lian) wird in China seit langem erfolgreich eingesetzt. Arzneimischung »Long Dan Xie Gan Tang« ist sehr zu empfehlen.
Qi Gong: »Gao Xue Ya: Die Übung, um den Druck zu nehmen« (siehe Seite 130).
Bewusstsein: Menschen mit einem gesunden Herzen sind aufrichtig freundlich und mitfühlend. Sie verhalten sich bescheiden und sind rücksichtsvoll. Streben Sie Klarheit in Ihrer Denkweise und in Ihren Handlungen an.

Schlafstörungen, Nervosität

TCM-Diagnose: Das Zusammenspiel der »Wasser-Feuer-Achse« ist gestört, so bleibt abends etwa das Herz-Yang aktiv und bewirkt Schlaflosigkeit. Denn das zum Auflodern neigende Herz-Yang wird durch das kühlende Nieren-Yin gebändigt. Das Nieren-Yin hingegen wird durch das Herz-Yang erwärmt.
Ziel: Ein harmonisches Zusammenspiel von Niere und Herz als Grundvoraussetzung für ein ausgewogenes Gefühlsleben und für einen erholsamen Schlaf. Die Niere als der »Palast des Feuers und des Wassers« muss harmonisch mit ihren Yin- und Yang-Anteilen arbeiten, um dem Körper ein ausgewogenes Maß an Aktivität und Erholung zu ermöglichen. Darüber hinaus steht die Niere in engem Zusammenhang mit dem Herzen, dem Sitz unserer Emotionen, die uns nervös oder schlaflos machen.
Diät: Vermeiden Sie scharfe und Hitze erzeugende Nahrungsmittel wie Chilis, Alkohol, Ingwer, Ginseng. Yin-nährende Nahrungsmittel sind passend, wie Hirse, Gerste, Weizenkeime, Weizen, Naturreis, Algen, Tofu, Bohnen und deren Sprossen, Rote Beete, Trauben, Bananen, Wassermelone.
TCM-Kräuter: Maulbeersaft.
Akupressur: Herz 7 Shenmen, Ren 12 Zhongwan (ab S. 124).
Bewusstsein: Arbeiten Sie an der Vorstellung einer wohl ausgewogenen Lebensweise, und setzen Sie diese um. Seien Sie zwar aktiv, aber entspannt; couragiert, aber sanft. Auf diese Weise leben und handeln Sie zielgerichtet.

Blutzuckerkrankheit (Diabetes mellitus)

Westliche Diagnose: Wenn die Bauchspeicheldrüse nicht ausreichend viel oder genügend wirksames Insulin produziert – das Hormon, welches den Blutzuckerspiegel kontrolliert –, kann der Körper Zucker nicht ordnungsgemäß verarbeiten. Bei dem »Typ II-Diabetes« wird zwar genügend Insulin gebildet, es kann jedoch nicht genutzt werden. Häufig verstärkt eine fettreiche Ernährung diesen krankhaften Mechanismus.
TCM-Diagnose: Im »Gelben Kaiser« heißt die Blutzuckerkrankheit »auflösender Durst«. Die TCM unterscheidet drei Formen. *Erstens:* vermehrte Urinausscheidung, trockener Mund, gerötete Zunge. *Zweitens:* gesteigerter Appetit, gleichzeitige Abmagerung. *Drittens:* allgemeine Schwäche, Impotenz.
Diät: Für ältere Menschen gilt, weniger zu essen. Schränken Sie ein, was die Leber belastet und die Milz und Bauchspeicheldrüse schwächt, also fette und ölige Lebensmittel, Fleisch, Eier, Käse, Butter, Öl, Nüsse, Kerne. Verzichten Sie auf denaturierte Nahrung, wie vorgefertigte Gerichte für die Mikrowelle, Instantsuppen oder Fischstäbchen.
TCM-Kräuter: Aus einem chinesischen Werk des 15. Jahrhunderts (»Dem Allgemeinwohl dienende Rezepturen«) stammt eines der wichtigsten Arzneimittel bei Diabetes mellitus. Ein feines Pulver aus schwarzen Sojabohnen (duftend geröstet) und Schlangenkürbiswurzel (Radix Trichosanthis), von denen zweimal täglich 15 g eingenommen werden. Die Zutaten sind in TCM-Apotheken erhältlich.
Zusätzlich: 250 g schwarze Sojabohnen so lange mit reichlich Wasser köcheln lassen, bis ein dickflüssiger Absud entsteht.

Den Absud durch ein Sieb gießen und trinken. Er reicht für gut acht Tage, wenn man ihn im Kühlschrank lagert. Trinken Sie davon täglich 2 Tassen oder mehr über mindestens 6 Wochen. Aus chinesischen Krankenhäusern wird berichtet, dass danach oft auf die Einnahme blutzuckersenkender Medikamente verzichtet werden kann.

Zusätzlich: Tee aus Bohnenschalen, Seneciokraut, Geißraute, Heidelbeerblätter, Stiefmütterchen. Jeweils 50 g dieser Zutaten in der TCM-Apotheke zusammenmischen lassen. Zur Zubereitung 1 Teelöffel der Mischung pro Tasse, 8 Minuten bedeckt ziehen lassen. Mindestens 6 Wochen lang dreimal täglich trinken, dadurch wird der Ausbruch einer leichten beginnenden Zuckerkrankheit zu einer schweren Form verhindert.

Bewusstsein: Emotionen sind untrennbar mit dem eigenen (Dis-)Harmoniemuster verflochten, so ist eine angemessene innere Einstellung wichtig. Bemühen Sie sich um Ausgeglichenheit, Offenheit, Mitgefühl und Gerechtigkeit. Wenn Ihnen dies nicht alles sofort gelingt, dann stellen Sie sich vor, wie Sie ausgeglichen, offen, mitfühlend und gerecht sind.

Juckreiz

TCM-Diagnose: Hauterkrankungen sind oft dem Funktionsbereich Lunge zuzuordnen und werden über diesen therapiert. Manchmal blockiert eine schwache Mitte die Bildung von Feuchtigkeit in der Lunge.

Ziel: Die Feuchtigkeitsbildung unterstützen, vor allem bei trockenen Hautgeschwüren.

Diät: Befeuchtend wirken Weizen, Hirse, Sojamilch, Tofu,

Blatt- und Kohlgemüse. Vorsicht bei fettem Fleisch von Schwein und Gans, auch Rindfleisch kann bei Hautgeschwüren, Ekzemen und Juckreiz zu Verschlechterungen führen. Fische sind generell mit Vorsicht zu genießen.
TCM-Kräuter: 60 bis 120 g weiße Auberginen in Wasser kochen, Saft auspressen und mit 30 g Honig verrühren. Von dem Sud dreimal täglich 2 Teelöffel einnehmen. Diese Menge reicht etwa 5 Tage, man soll den Saft im Kühlschrank lagern.
Äußerlich: Man übergießt Joghurt oder Kefir mit kochendem Wasser, löst ihn darin auf und massiert die Masse in die betroffenen Stellen (trockene Haut, Ausschlag, Juckreiz) ein.

Kopfschmerzen

TCM-Diagnose: Einteilung in zwei Hauptgruppen: Erstens Kopfschmerzen aufgrund von Erkrankungen der inneren Organe und Qi-Störungen in den Meridianen. Zweitens Kopfschmerzen aufgrund äußerer krankheitsverursachender Faktoren, die in den Körper eingedrungen sind. Aus weiteren vielschichtigen Unterteilungen resultieren unterschiedliche, teilweise sich ausschließende Therapien. Die folgenden Hinweise helfen Ihnen, auf die Reaktionen Ihres Körpers zu achten.
Grundsätzlich: Die Behandlung von Kopfschmerzen nimmt einen breiten Raum in der TCM ein und ist sehr erfolgversprechend. Bei chronischen, andauernden Kopfschmerzen ist aber auf jeden Fall eine differenzierte fachärztliche Abklärung notwendig, um Tumore oder Blutungen auszuschließen.
Diät: Viele Kopfschmerzen resultieren aus Nahrungsmittelunverträglichkeiten, die sehr versteckt und unauffällig sein

können. Heften Sie einen Plan mit »verdächtigen« Nahrungs- und Genussmitteln an den Kühlschrank, um im Lauf der Zeit eventuelle Auslöser zu finden.
Viele Kopfschmerzen resultieren aus einem Ungleichgewicht im Säure-Basen-Haushalt. Entsäuern Sie regelmäßig morgens und während des sich anbahnenden Kopfschmerzes mit einem Mineralsalz wie Bullrich Vital, mit Vitamin C oder mit Apfelessig. Wenn es hilft, bleiben Sie dabei.
Kräuter: Die folgende Teerezeptur ist sehr wirksam zur Vorbeugung und bei akuten Schmerzattacken. Mischen Sie Baldrian, Melisse, Tausendgüldenkraut, Veilchen, Waldmeister zu gleichen Teilen. Nehmen Sie 1 TL pro Tasse, übergießen Sie die Teeblätter mit sehr heißem Wasser, decken Sie die Tasse ab, und lassen Sie den Tee 8 bis 10 Minuten ziehen. Trinken Sie 2 bis 3 Tassen täglich, im akuten Fall 6 Tassen.
Akupressur: Gallenblase 20 Fengchi, Perikard 6 Neiguan, Blase 10 Tianshu, Extrapunkt 2 Taiyang, Blase 40 Weizhong, Dickdarm 4 Hegu (Punkte ab Seite 124).

Migräne

Westliche Diagnose: Störungen der Blutzirkulation, also ein Gefäßproblem, bewirken extrem starken, fast unerträglichen Halbseitenkopfschmerz.
TCM-Diagnose: Zumeist Attacke eines äußeren krankheitsverursachenden Faktors. Schmerzen treten im Verlauf der Meridiane auf und werden demgemäß behandelt.
Grundsätzlich: Schauen Sie unter Kopfschmerzen nach.
Akupressur bei Schmerzen an der Kopfseite: Meridian Le-

ber/Gallenblase, massieren Sie Leber 3 Taichong, Gallenblase 34 Yanglingquan, Gallenblase 21 Jianjing.
Akupressur bei Schmerzen an der Stirn und über den Augen: Dickdarm 4 Hegu.
Akupressur bei Schmerzen im Bereich des Hinterkopfes und des Nackens: Blase 10 Tianshu, Dünndarm 3 Houxi, Blase 40 Weizhong.
Diät: Testen Sie zur Ergänzung Omega-3-Fischöl und Gingkobiloba-Extrakte. Essen Sie kleine Zwischenmahlzeiten, um starke Schwankungen des Blutzuckerspiegels zu vermeiden.
Qi Gong: Bei beginnendem Unwohlsein oder einer »Aura« vor der Migräneattacke versuchen Sie, einen ruhigen Platz an der frischen Luft zu finden, und praktizieren Sie einige Minuten die tiefe Bauchatmung.

Rheuma: Gicht und Arthritis

Grundsätzlich: Rheuma hat in der westlichen und östlichen Medizin viele Ursachen mit unterschiedlichen Beschwerdebildern und Therapieansätzen. Ein erfahrener TCM-Therapeut wird die Ursachen differenzieren und kann unter Umständen die im Westen als unheilbar geltende Krankheit heilen.
Diagnose: »Feuchtigkeits-« und »Windschädigungen« sind die Hauptursachen. Feuchtigkeit äußert sich in geschwollenen Gelenken, Wasseransammlungen und einem gedunsenen Gewebe. Wind zeigt sich durch ein Umherziehen der Beschwerden und Ausstrahlen der Schmerzen.
»Hitze« oder »Kälte« im Blut sind zusätzlich verursachende Faktoren. Hitze zeigt sich durch Pulsbeschleunigung, tro-

ckene rote Zunge, keinen oder wenig Zungenbelag, schnellen Puls und Hitzeaversion, blitzartigen Schmerz. Kälte zeigt sich durch Kälteabneigung, verlangsamten Puls, blasse Zunge, dicken weißen Zungenbelag, ziehenden tiefen Schmerz.

TCM-Diät: Gut bei Feuchtigkeit: Fenchel, Weintraube, Chilis. Gut bei Wind: Pinienkerne, Kapern, Weintraube, Chilis, Fenchel. Gut bei Hitze: Kirsche, Rohkost und Fasten. Gut bei Kälte: Zimt, Amaranth, Sago, Süßreis, Süßkartoffel, Kastanie, Kürbis, Fleisch.

Bei allen Formen: Vermeiden Sie Kalzium verbrauchende Nahrungsmittel wie Alkohol, Kaffee, Tabak, Zucker, Süßigkeiten sowie übermäßig viel Salz. Schränken Sie Milchprodukte ein. Limitieren Sie Nahrungsmittel mit Oxalsäure wie Rhabarber, Pflaumen, Spinat, Spargel, Mangold, Preiselbeeren, Bohnen. Nachtschattengewächse wie Tomate, Aubergine, Paprika, Kartoffeln sind manchmal problematisch.

Kräutertee: Lassen Sie sich in der TCM-Apotheke von den folgenden elf Kräutern je 25 g abwiegen: Besenginster, Brennnesselblätter, Birkenblätter, Bohnenschalen, Kalmus, Johanniskraut, Pfefferminze, Quecken, Schafgarbe, Ulmspierblüten, Wacholderbeeren. Mischen Sie die Kräuter, nehmen Sie einen gut gehäuften Teelöffel pro Tasse. Übergießen Sie den Tee mit heißem Wasser, decken Sie ihn ab, lassen Sie ihn 8 Minuten ziehen. Dreimal täglich heiß trinken.

Lebensweise: Chlorophyllreiche (grünblättrige) Nahrung ist wichtig, ebenso Sonne zum Aufbau von Vitamin D. Ernähren Sie sich ballaststoffreich. Bewegen Sie sich viel an der frischen Luft, um den Sauerstoffvorrat anzufüllen, damit die Zellatmung und somit die Entgiftung in Schwung kommt. Die richtige Kleidung ist luftig, saugfähig und nicht abschnürend.

Wichtige Akupressurpunkte

Zur Massage der Akupunkturpunkte nehmen Sie die Kuppe des Zeigefingers oder des Daumens. Massieren Sie mit kreisender Bewegung.

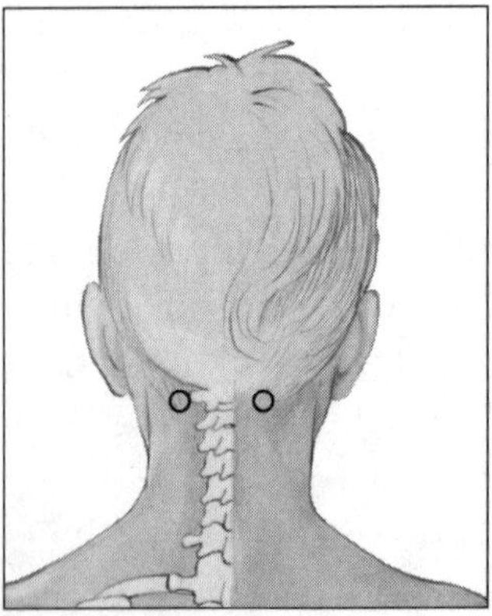

Blase 10 Tianshu (Himmelsäule): Tasten Sie Ihre Halswirbelsäule am Haaransatz. Gehen Sie auf der Haaransatzlinie zwei Fingerbreit zur Seite (jeweils rechts und links), rutschen Sie eine halbe Fingerbreite in die Haare hoch. Wichtiger Punkt für die Behandlung des Hinterhauptkopfschmerzes sowie für Reizungen von Auge und Nase.

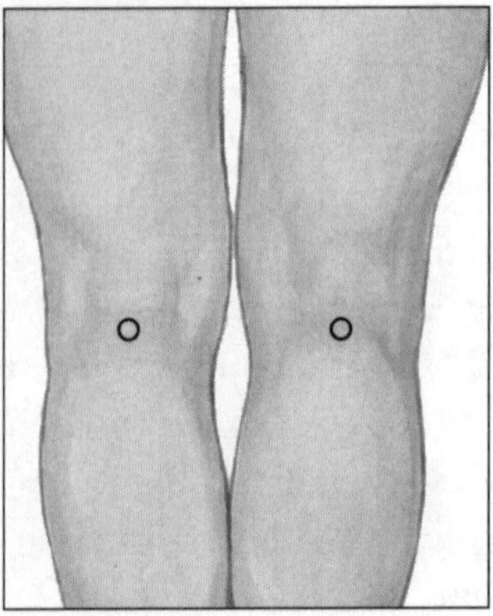

Blase 40 Weizhong (Mitten in der Biegung): Liegt genau auf der Mitte der Beugefalte des Kniegelenks. Anwendung bei Lumbalgien und Ischialgien sowie bei Kopfschmerzen.

Darm 4 Hegu (Geschlossenes Tal): Sie finden den Punkt auf dem Handrücken; wenn Sie Daumen und Zeigefinger gegeneinander pressen, entsteht ein Muskelwulst, der gesuchte Punkt liegt auf dessen höchster Stelle. Wichtig für Schmerzzustände aller Art.

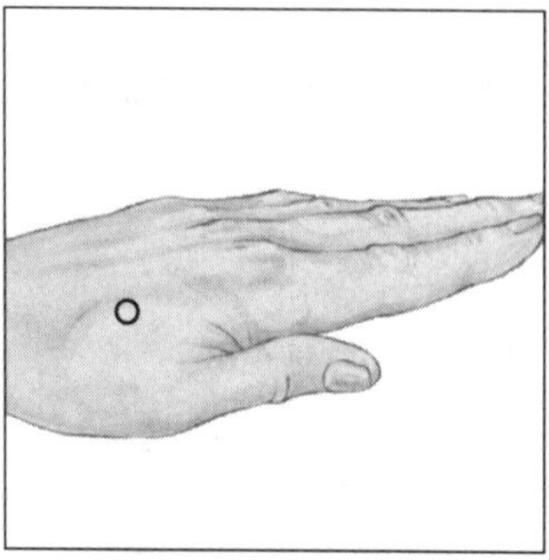

Dünndarm 3 Houxi (Hinterer Bach): Schließen Sie die Faust. Er liegt seitlich vom Knöchel des kleinen Fingers, genau dort, wo die Hautquerfalte endet. Wichtiger Punkt, um Krampfzustände zu beseitigen, etwa bei Migräne.

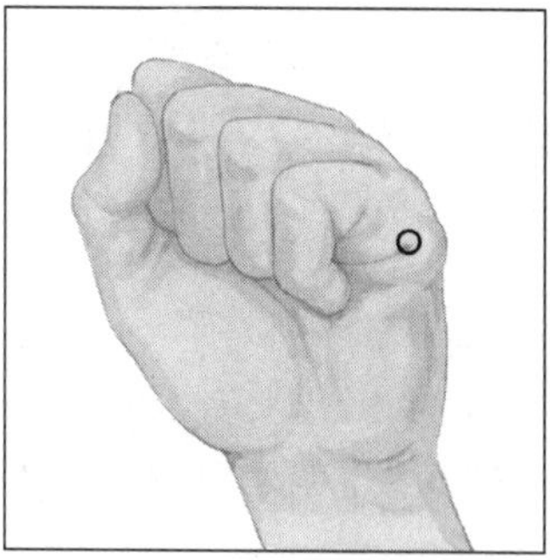

Extrapunkt 2 Taiyang (Schläfe): Wenn Sie die Linien der Augenbraue und des Unterlides nach seitlich verlängern, finden Sie den Punkt an der Schnittstelle. Er liegt genau auf der weichen Stelle der Schläfe. Anzuwenden bei Kopf- und Zahnschmerzen.

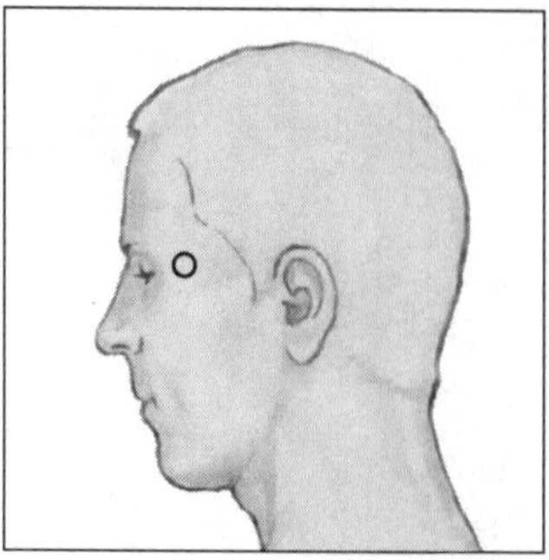

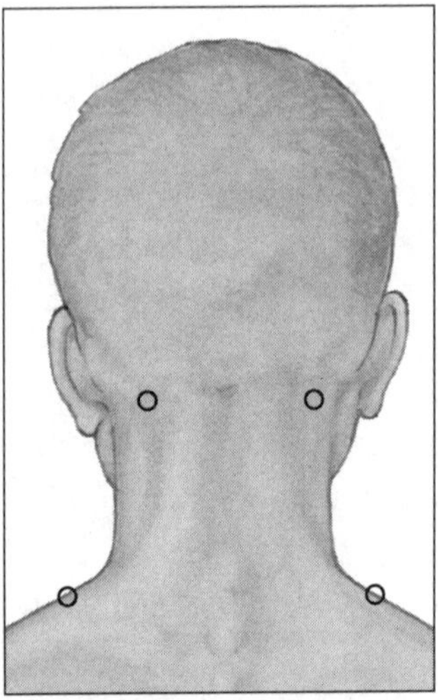

Gallenblase 20 Fengchi (Windteich): Suchen Sie den Warzenfortsatz (Prozessus mastoideus), das ist der knöcherne Knubbel auf der Schädelbasislinie hinter den Ohren. Fahren Sie die Hauptmuskeln entlang der Halswirbelsäule bis zur Schädelbasislinie. Der gesuchte Punkt liegt dazwischen. Ist einer der Hauptpunkte gegen Migräne, wirkt bei Erkältungen und Bluthochdruck.

Gallenblase 21 Jianjing (Schulterbrunnen): Denken Sie sich eine Linie zwischen der knöchernen Erhebung auf der Schulter (Akromion) und dem hervorstehenden siebten Halswirbel (Prominenz). Auf der Mitte liegt ein Punkt für Migräne und Halswirbelsäulensyndrom.

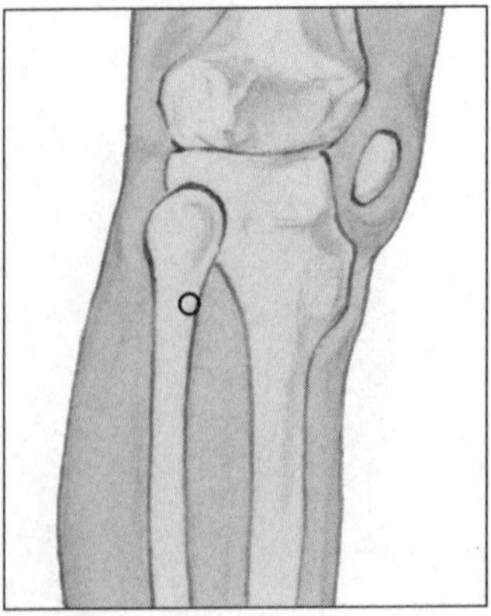

Gallenblase 34 Yanglingquan (Yang-Grab-Quelle): Liegt am Wadenbeinköpfchen, ein eindeutig zu erkennender knöcherner Vorsprung auf der äußeren Seite des Unterschenkels unterhalb des Kniegelenks, in der Grube vor und unterhalb des Köpfchens. Meisterpunkt der Muskulatur, wirkt bei Muskellähmungen und -krämpfen sowie bei rheumatoider Gelenkentzündung.

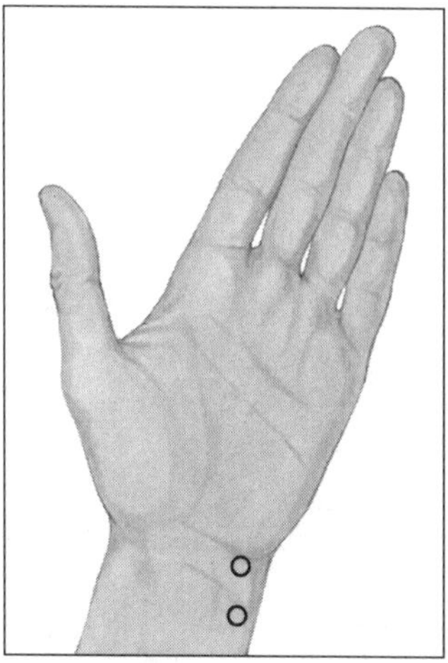

Herz 5 Tongli (Verbindung nach innen): Handgelenk beugen. Tasten Sie die Sehne des kleinen Fingers. Rutschen Sie auf ihr einen Fingerbreit den Arm hoch. Bleiben Sie nicht auf der Sehne, sondern gleiten Sie seitlich hinunter, Richtung Daumen. Bei Aufregung und nervösen Herzbeschwerden.

Herz 7 Shenmen (Tor des Geistes): Auf der Falte, die beim Beugen des Handgelenks entsteht, fühlen Sie die Sehne des kleinen Fingers. Von dieser rutschen Sie mit Ihrem Akupressurfinger seitlich zum Daumen hin. Der wichtigste psychisch beruhigende und ausgleichende Punkt.

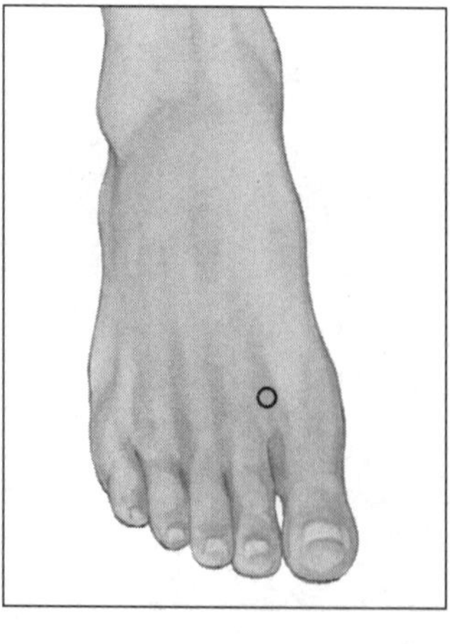

Leber 3 Taichong (Großer Impuls): Der Punkt liegt auf dem Fußrücken in der Grube zwischen dem ersten und zweiten Mittelfußknochen, etwa anderthalb Daumenbreiten hinter der Schwimmhaut. Wird angewendet bei psychischen Erregungszuständen und Schlafstörungen, harmonisiert die Leberenergie bei Leber-Yang-Störungen.

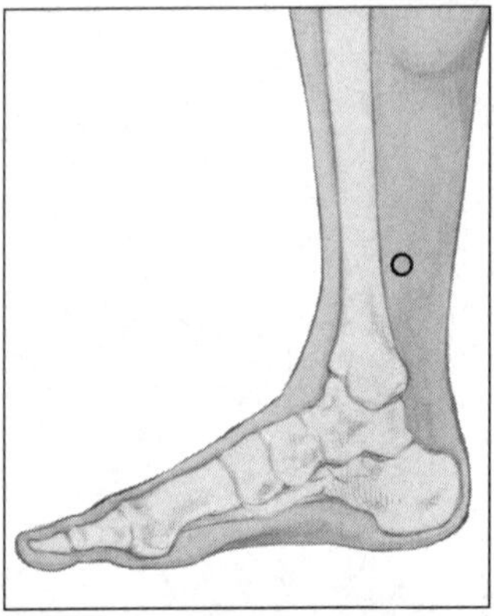

Milz 6 Sanyinjao (Kreuzung der drei Yin): Er liegt drei Fingerbreit über dem inneren Fußknöchel. Bleiben Sie nicht auf dem seitlichen Schienenbeinknochen, sondern lassen Sie den Finger nach hinten (dorsal) ins Weiche abgleiten. Wichtigster Punkt bei urogenitalen Krankheiten, chronischer Müdigkeit, Allergien, Hautkrankheiten und Zuckerkrankheit.

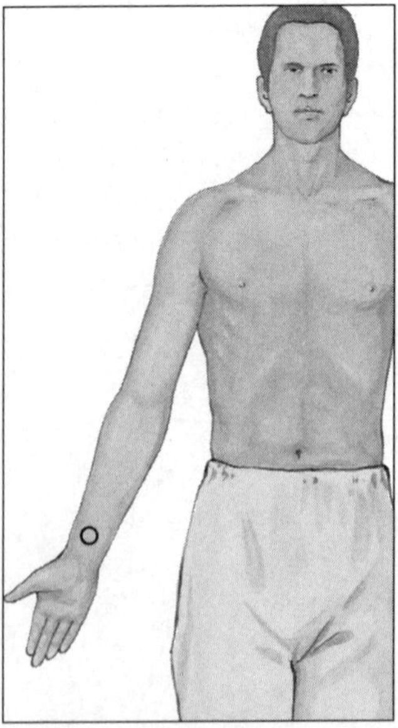

Perikard 6 Neiguan (Innerer Pass): Verfolgen Sie den mittleren Finger über die Handfläche, bis Sie auf seine Sehne stoßen, drei Fingerbreit hinter der Handgelenksfalte auf dem Unterarm. Hauptbedeutung als regulierender Punkt des Kreislaufs und der Migräne.

Ren 12 Zhongwan (Mitten in der Magenhöhle): Ziehen Sie eine Linie zwischen Bauchnabel und Schwertfortsatz, dem unteren Teil des Brustbeins. Der Punkt liegt genau auf der Mitte, vier Fingerbreit über dem Nabel. Wirkt auf die Yin-Meridiane und bei Magen und Lebererkrankungen.

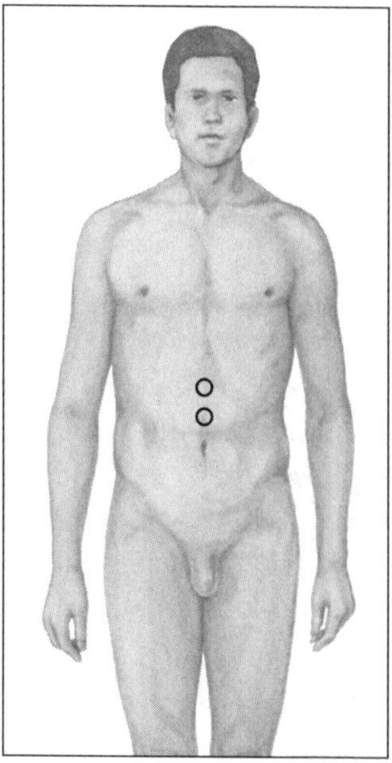

Ren 14 Jujue (Großer Palast): Auf der Mittellinie (wie Ren 12), sechs Daumenbreit über dem Nabel. Alarmpunkt des Herzens, wirkt bei Brustenge (Angina pectoris), Schlafstörungen und Erregungszuständen.

Qi-Gong-Übungen

Grundsätzliches zum Qi Gong – der Meditation in Bewegung

- Führen Sie die Übungen bewusst und konzentriert aus.
- Die Bewegungen einer Form verlaufen gleichmäßig, ohne Stocken oder Beschleunigen.
- Die Bewegungen sind von Energie erfüllt, auch wenn sie einfach wirken.
- Verwenden Sie nur so viel Kraft wie nötig und so wenig wie möglich.
- Kein Teil des Körpers wird unnötig angespannt, achten Sie besonders auf Schultern und Hände.
- Der Körper darf nicht schlaff und kraftlos wirken, das gilt insbesondere für die Wirbelsäule. Stehen Sie aufrecht, so als ob Sie von einem unsichtbaren Marionettenfaden gehalten werden, der durch das Brustbein nach oben läuft. Mit dieser Vorstellung vermeiden Sie auch, dass der Kopf nach unten sinkt.

Gao Xue Ya:
Die Übung, um den Druck zu nehmen

Diese Übung ist besonders geeignet, um Bluthochdruck zu reduzieren. Sie wirkt auch auf die Psyche und lindert den Druck alltäglicher Belastungen.

1. Grundstellung: Sie stehen ganz normal in aufrechter Haltung mit parallel gestellten Füßen. Ihre Hände haben Sie übereinander gelegt, in Höhe des Dantians, das sich unterhalb des Bauchnabels befindet. Bei Frauen liegt die rechte Hand auf dem Körper, bei Männern ist es die linke. Ihr Blick ist geradeaus in die Ferne gerichtet.

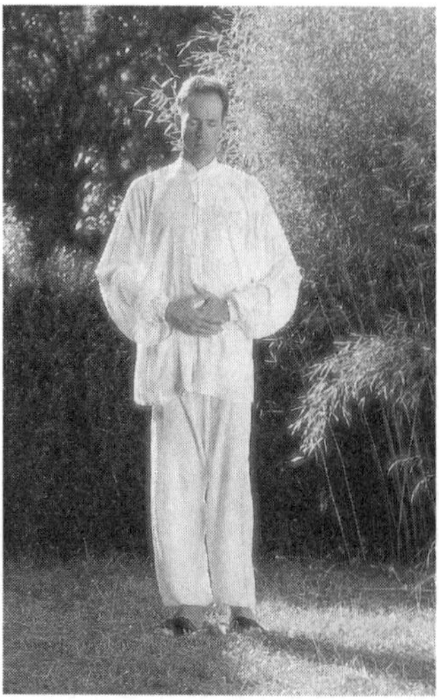

2. Übergang in die Basisposition: Sie ziehen den linken Fuß nach außen, bis die Füße schulterbreit auseinander stehen. Die Knie sind leicht nach vorne geschoben. Sie öffnen Arme und Hände, als ob Sie einen großen Ball umgreifen. Die Arme bilden mit dem Rumpf einen nach vorn geöffneten Kreis. Vom Gefühl her halten Sie in der Achselhöhle ein rohes Ei. Ihre Konzentration ist auf das Dantian gerichtet. So verharren Sie drei bis fünf Minuten.

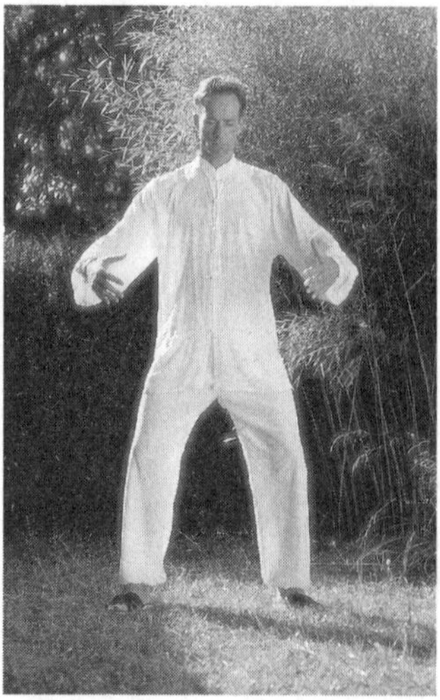

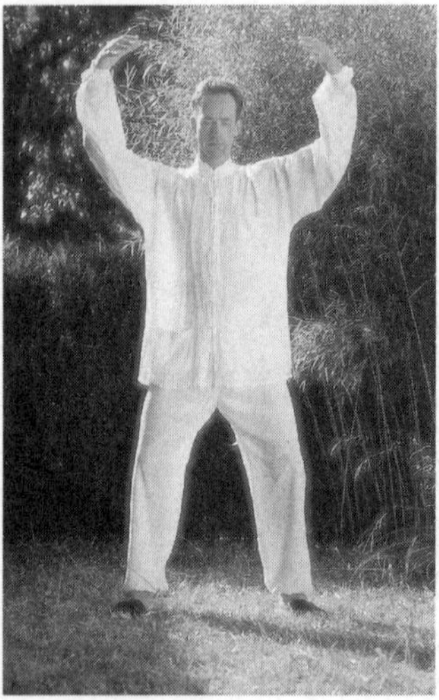

3. Heben Sie Arme und Hände nach oben. Stellen Sie sich vor, wie Energie durch den Scheitelpunkt auf dem Kopf in Ihren Körper einströmt.

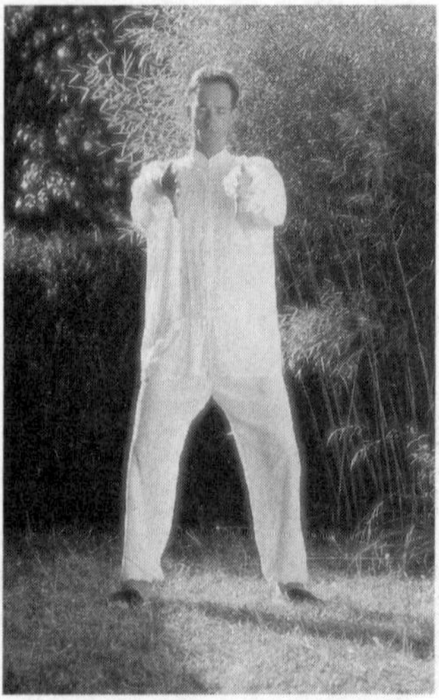

4. Senken Sie die Hände bis auf die Höhe des Brustbeins. Drehen Sie die Handflächen nach unten und außen.

5. Mit dem Einatmen bewegen Sie beide Arme nach außen.

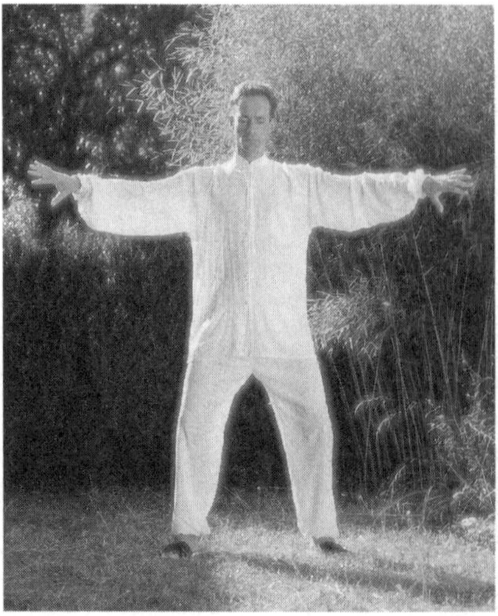

6. Mit dem Ausatmen drehen Sie die Handflächen wieder nach vorne.

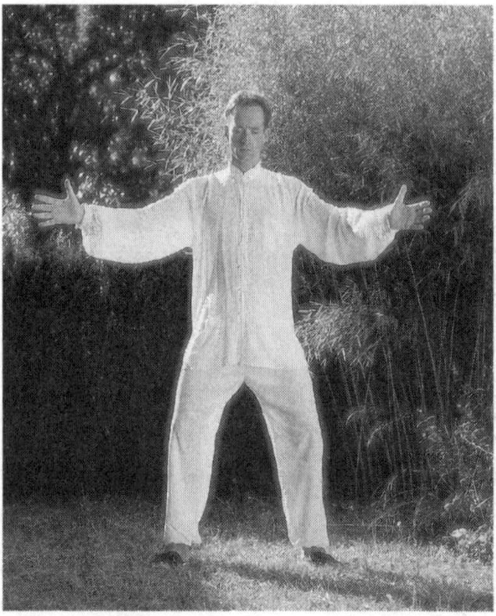

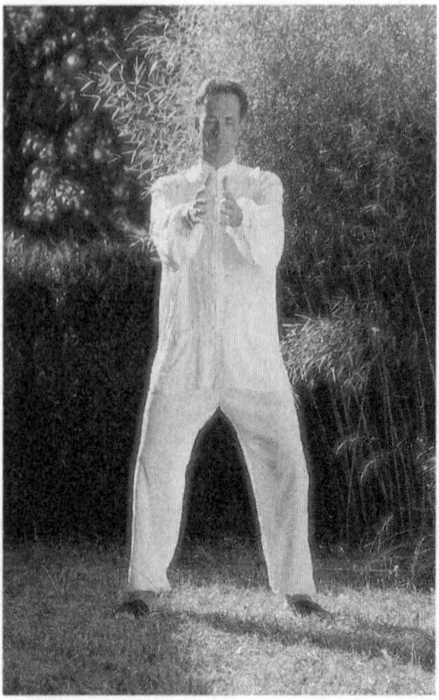

7. Während Sie immer noch langsam ausatmen, nähern Sie die Hände bei gestreckten Armen aneinander an. Dieses Öffnen und Schließen der Arme wiederholen Sie synchron mit der Atmung dreimal. Beim letzten Mal atmen Sie tiefer und strecken die Arme besonders weit nach hinten.

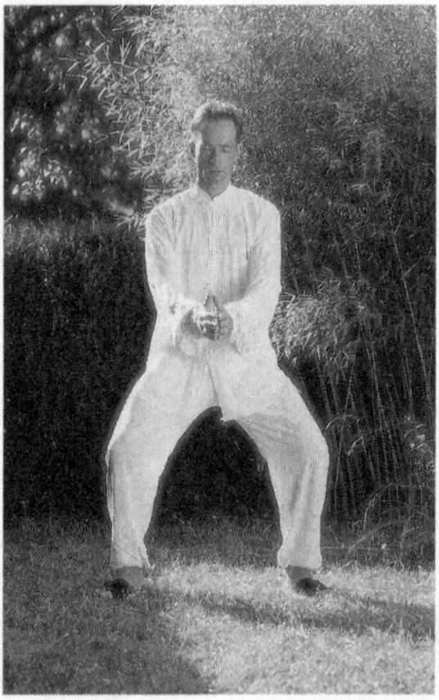

8. Das Öffnen und Schließen der Arme wird jetzt auf zwei weiteren Ebenen wiederholt. Führen Sie dazu beide Hände mit den Handflächen zueinander gewandt auf die Höhe des Dantians. Verfahren Sie in dieser Höhe in gleicher Weise entsprechend den Abbildungen 4 bis 7. Dann senken Sie die Hände auf die Höhe des Damms etwa im Bereich der Schamgegend, gehen dazu etwas stärker in die Knie und verfahren entsprechend den Abbildungen 4 bis 7.

9. Wenn Sie noch Kraft und Ausdauer haben, wiederholen Sie die Schritte 3 bis 8. Ansonsten beenden Sie die Übung. Strecken Sie dazu die Knie wieder etwas und führen Sie die geöffneten Arme nach oben. Stellen Sie sich wieder die einströmende Energie vor.

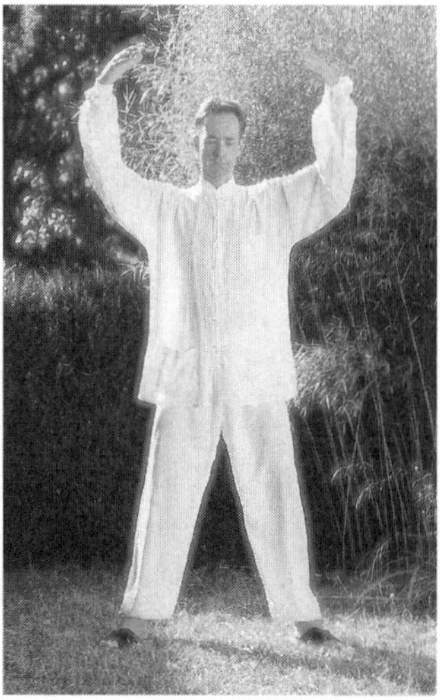

10. Lassen Sie die Hände vor den Körper nach unten gleiten, und nehmen Sie die Basisposition ein. Verharren Sie drei bis fünf Minuten. Ziehen Sie den linken Fuß an den rechten heran und gehen Sie in die Grundstellung (Abbildung 1).

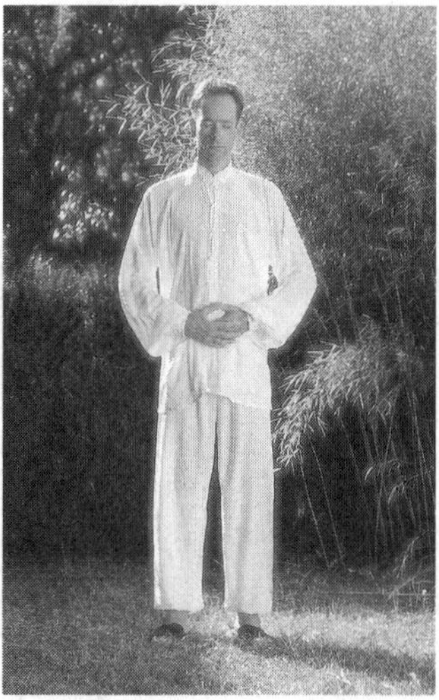

Xiao Zhou Tian: Der kleine Kreislauf

Diese Form gehört zu den grundlegenden taoistischen Übungen des stillen Qi Gong. Sie aktiviert den natürlichen Fluss des Qi auf einer Kreisbahn, die am Rücken aufwärts und über Brust und Bauch abwärts führt. Sie selbst bewegen das Qi kraft Ihrer Vorstellung. Dabei lenken Sie Ihre Aufmerksamkeit von Station zu Station und stellen sich vor, wie ein wärmender heller Lichtstrahl weiterwandert. Um sich die Punkte besser zu vergegenwärtigen, berühren Sie vor Beginn der Übung jeden der neun Punkte. Dabei sitzen Sie in Meditationshaltung. Bei täglichem Üben (mit zehn Minuten beginnen) gewinnen Sie zunehmend an Kraft und Energie.

Die neun Stationen:

1. Unteres Dantian (Qi-Speicher):
Es liegt zwischen Bauchnabel und Schambein, etwa zwei bis drei Zentimeter über dem oberen Rand des Schambeins. Anfang und Ende des Kleinen Kreislaufs.

2. Dammpunkt:
Er liegt auf dem Damm zwischen den äußeren Genitalorganen und dem After. Es ist hilfreich, die genitale und anale Muskulatur erst zu entspannen und sich dann den Punkt bewusst zu machen.

3. Steißbeinpunkt:
Er liegt unter der äußersten Spitze des Steißbeins.

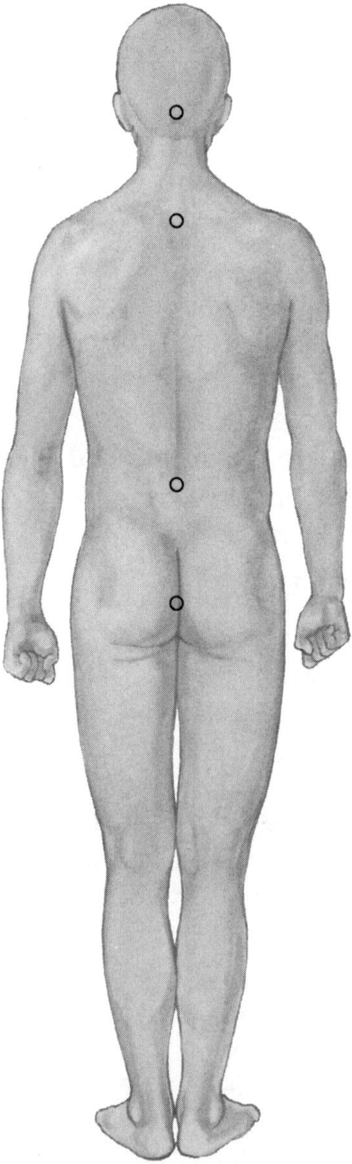

4. Lendenwirbelpunkt (Tor des Lebens):
Zwischen dem zweiten und dritten Lendenwirbel.

5. Großer-Wirbel-Punkt:
Er liegt zwischen dem siebten Halswirbel und dem ersten Brustwirbel.

6. Jadekissen:
Es ist eine Fläche in der Mitte des unteren Hinterhaupts, die etwa über dem Rand des Schädelbeins liegt.

7. Scheitelpunkt (Himmelstor):
Dieser Punkt befindet sich auf der Kopfmitte, wo sich zwei gedachte Linien kreuzen. Die eine ist die Linie vom Nasenrücken zur Halswirbelsäule, die andere ist die Verbindungslinie zwischen beiden Ohrenspitzen.

8. Oberes Dantian (das Dritte Auge):
Es liegt an der Nasenwurzel zwischen den Augenbrauen. Nach alter Vorstellung hat man durch dieses Feld die Fähigkeit, Phänomene subtil wahrzunehmen, wie etwa das Qi-Feld, das die lebendigen Organismen umgibt. Heute bringt man diesen Punkt mit geistigen und intuitiven Fähigkeiten in Verbindung.

9. Mittleres Dantian:
Es liegt in Herznähe auf dem Brustbein.

So finden Sie den richtigen Therapeuten

Um einen guten TCM-kundigen Arzt oder Heilpraktiker zu finden, sollten Sie vor der Anmeldung ein paar kritische Fragen stellen:

- **Verfügt sie/er über einen Ausbildungsnachweis in Akupunktur?**

- **Wo hat sie/er die Ausbildung gemacht, und wie lange hat sie gedauert?** Optimal ist eine mehrjährige Ausbildung im Ursprungsland, denn neben dem erlernten Wissen ist die Erfahrung bedeutsam.

- **Wie diagnostiziert sie/er?** Ein guter TCM-Therapeut sollte unbedingt nach den chinesischen Regeln diagnostizieren und vor allem auch Zungen- und Pulsdiagnose beherrschen. Eine Diagnose nach westlichem Schema darf nicht maßgeblich für die Auswahl der Akupunkturpunkte sein.

- **Wie hoch ist das Stundenhonorar?**

Therapeuten, von denen Sie über Mundpropaganda und durch persönliche Empfehlungen erfahren, sind allen diesen Kriterien vorzuziehen. Auch hier gilt: »Wer heilt, hat Recht«.

Vorbereitung auf die erste Sprechstunde

Ihr erster Besuch in einer TCM-Praxis wird Ihr längster sein. Rechnen Sie mit einer Dauer von 90 Minuten, denn der Therapeut wird Sie nach allen Regeln der chinesischen Kunst untersuchen. So können Sie sich auf die Erstanamnese vorbereiten:

- Tragen Sie lockere Kleidung, damit Sie einzelne Stellen Ihres Körpers problemlos zur Diagnose (und später auch für die Akupunkturnadeln) frei machen können.

- Nüchternheit ist kein Muss, eine vorangegangene überreiche Mahlzeit ist allerdings auch nicht empfehlenswert.

- Zwei Stunden vor dem Praxisbesuch sollten Sie auf Kaffee und auf färbende Nahrungsmittel (wie etwa ein Himbeerbonbon) verzichten, denn der Therapeut wird sich eingehend für die – natürliche – Farbe Ihrer Zunge interessieren.

- Alkohol kurz zuvor sollte tabu sein, er greift in den Stoffwechsel Ihres Körpers ein und verfremdet die Untersuchungsergebnisse.

- Kommen Sie rechtzeitig zur Untersuchung, damit Sie nicht abgehetzt sind. Schließlich will der Therapeut eine aussagekräftige Pulsdiagnose erstellen.

Ein guter TCM-Therapeut will viel über Ihre Krankengeschichte und Ihre Lebensgewohnheiten wissen. Manche Antworten werden Ihnen nicht spontan einfallen. Andere sind Ihnen vielleicht peinlich. Es ist hilfreich, wenn Sie sich vorab mit den wichtigsten Fragen auseinander setzen, die Ihnen der Therapeut stellen wird. Halten Sie Gedanken und Stichpunkte fest.

- Beschreiben Sie Ihr Wärme- und Kälteempfinden.
  Wärme und Kälte: Ist Ihnen kalt, wenn es anderen Menschen gut temperiert erscheint? Ist Ihnen warm, wenn es anderen gut temperiert erscheint? Sind Sie gut adaptionsfähig? Haben Sie heiße Handflächen oder Fußsohlen?

- Haben Sie nächtliche Schweißausbrüche? Schwitzen Sie tagsüber, vielleicht auch spontan?

- Achten Sie auf Farbe und Geruch Ihres Urins und auf Farbe, Geruch und Form Ihres Stuhls.
  Urin: Ist der Harndrang plötzlich? Ist Harnkontrolle da? Gibt es Harnträufeln oder -brennen? Ist der Urin sehr dunkel, blutig, trüb, weißlich? Riecht er sehr scharf oder penetrant?
  Stuhl: Der normale Stuhl ist eher dunkelbraun, die Konsistenz ist gleichförmig innerhalb einer Stuhlportion und gleichförmig von Stuhl zu Stuhl. Davon abweichend kann die Farbe sehr hell oder sehr dunkel sein. Die Konsistenz kann schmierend sein, hart, sehr locker, ungleichförmig innerhalb einer Stuhlportion, von Stuhl zu Stuhl unterschiedlich. Der Stuhl kann kugelig wie Schafskot sein oder dünn wie eine schmierig-weiche Wurst.

- **Für Frauen:** Wie sieht Ihr Menstruationsblut aus, zu Beginn, während und gegen Ende Ihrer Periode? Nach einer alten chinesischen Weisheit entstehen 90 von 100 Krankheiten aufgrund des Mangelzustandes durch die Blutung.

- Wie ist Ihr Schlaf? Ist er fest und traumlos oder unruhig und mit wilden Träumen? Haben Sie Einschlaf- oder Durchschlafstörungen?

- Haben Sie Schmerzen? Sind sie krampfartig, stechend, bohrend, heftig schneidend, pulsierend? Oder sind sie pochend, drückend, ziehend, dumpf? Sind sie stark und intensiv, oder ist es ein geringes, aber ständiges Unbehagen? Fühlen Sie sich, als würde ein Nagel in den Körper getrieben, oder sind die Schmerzen nicht genau lokalisierbar? Dehnt sich der Schmerz aus, oder bleibt er scharf umgrenzt?

- Beobachten Sie sich hinsichtlich scheinbar kurioser Gewohnheiten und Symptome: Strecken Sie beispielsweise nachts die Füße aus dem Bett? Haben Sie immer wiederkehrende Vorstellungen, Träume oder Alpträume?

- Welche Erkrankungen und Kinderkrankheiten haben Sie durchgemacht?

- Welche Medikamente nehmen Sie ein (regelmäßig und sporadisch)?

- Wie schätzen Sie Ihre eigene Energie ein, auf körperlichem, psychischem, sexuellem Gebiet?

Fragen zur Behandlung mit TCM

Tut Akupunktur weh?
Der Einstich ist weitgehend schmerzfrei. Typischerweise geht er einen halben bis einen Zentimeter unter die Haut. Dann manipuliert der TCM-Therapeut die Nadel mit leichten Bewegungen, worauf ein charakteristisches Gefühl ausgelöst wird. Dieses De-Qi (sprich dö-tschi) spürt der Patient, es ist aber nicht mehr als eine kleine elektrische Reizung oder ein dumpfes Gefühl.

Muss ich an die Wirkung glauben?
Nein, alle TCM-Therapien wirken unabhängig von der Überzeugung des Patienten. Sie beruhen also nicht auf einem Placebo-Effekt oder auf Selbstsuggestion. In vielen Studien konnte man die Wirkungen mit westlichen Methoden nachweisen. Positive Effekte zeigen sich auch in der Tierheilkunde, so wurden schon Pferde mit Erfolg akupunktiert. Beim Menschen unterstützt eine gewisse positive Grundeinstellung die TCM-Behandlung sicherlich, das aber gilt für alle Therapien.

Passiert durch Akupunktur psychisch etwas mit mir?
Ja und nein. Ihnen kommt sicher nichts Verdrängtes ins Bewusstsein. Auch werden Sie nicht in eine Neurose oder Depression fallen. Aber die Emotionen sind natürlich eng mit den körperlichen Vorgängen verbunden. Einem chinesischen Arzt ist ja unsere westliche Einteilung in Körper und Psyche fremd. Und weil sich die konstitutionelle Schwäche und die Neigung zu bestimmten Emotionen gegenseitig bedingen,

kann die TCM-Behandlung auch die Gefühle beeinflussen. Möglicherweise werden Sie Euphorie, aber auch Müdigkeit und Nervosität verspüren, vor allem nach den ersten Behandlungen. Die meisten Patienten berichten aber, dass sich mittelfristig ihr Gemütszustand stabilisiert.

Wie weit muss ich mich mit der östlichen Philosophie beschäftigen?

Für eine erfolgreiche Behandlung müssen Sie das gar nicht. Oft aber entwickeln Patienten, denen die TCM geholfen hat, von sich aus Interesse an den philosophischen Hintergründen und möchten die Zusammenhänge verstehen. Dem steht natürlich nichts im Wege.

Was könnte den Erfolg einer Akupunkturbehandlung beeinträchtigen?

Wenn Sie Ihrem Arbeitsdruck oder einem sonstigen Stress sofort nach der Behandlung nachgeben. Für eine TCM-Behandlung sollten Sie etwas Zeit mitbringen, um mit einer gewissen innerlichen Ruhe in die Sprechstunde einzutreten und auch hinterher noch kurz nachzuruhen, damit sich die Wirkung setzen kann.

Bin ich nach einer Behandlungsserie ganz gesund?

Die TCM gibt Impulse zur Gesundung. Um ganz gesund zu werden, müssten Sie auch all das ins Lot bringen, was die Krankheit provoziert oder verschlimmert hat. Wenn jedoch in Ihrer Partnerschaft Spannungen bestehen oder Sie in Ihrem Job gemobbt werden, besteht die Krankheitsprovokation natürlich weiter. Ein guter TCM-Therapeut wird aber mit Ihnen

Ihren sozialen und psychischen Hintergrund beleuchten und Hinweise auf störende Faktoren geben.

Darf ich auch mit einer leichten Erkältung zur Akupunktur gehen?

Unbedingt! Nach der TCM sollen gerade die so genannten banalen Krankheiten ernsthaft behandelt werden, weil sie – nicht austherapiert – gefährliche Folgeschäden haben können. Im Anfangsstadium aber sind krankmachende Faktoren noch nicht tief in den Körper eingedrungen und von daher leicht zu behandeln. Wenn sie in tiefere Schichten vorgedrungen sind, wird die Behandlung schwieriger.

Welche Krankheiten werden nicht behandelt?

Diese Frage wird jeder TCM-Therapeut unterschiedlich beantworten, auch abhängig davon, ob er im Westen oder im Osten praktiziert. In Europa gilt im Allgemeinen, dass bösartige (maligne) Krankheiten wie Krebs oder Wucherungen im Wirbelsäulenkanal schulmedizinisch behandelt werden. Nach dem TCM-Gedanken sind diese Krankheiten ja auch das absolute Endstadium eines langen Weges, der Jahrzehnte zuvor mit einer entgleisten Abwehrschwäche (Immunerkrankung) begonnen haben kann.

Bei hoch fieberhaften Infektionen ist der Einsatz von Antibiotika unerlässlich, hier sollte man nicht zögern. Auch mechanische Behinderungen wie Darmverschlingung oder Darmverschluss, Brüche, Muskel- und Faserrisse, ausgerenkte Gelenke sind im Westen in den Händen von Schulmedizinern vielleicht besser aufgehoben, obwohl ein Tuina-Therapeut in China hier teilweise sehr gute Erfolge erzielt. Bei Aids und Tuberkulose ist ebenfalls die Schulmedizin gefragt. Akupunktur und chinesische Heilkräuter können aber die Nebenwirkungen von starken Chemotherapeutika lindern und für einen besseren Allgemeinzustand sorgen, auch wenn das eigentliche Krankheitsbild fortbesteht.

Kann ich gleichzeitig zu einem westlichen und einem östlichen Mediziner gehen?

Auf jeden Fall! Oft ist es sogar sehr sinnvoll, die schulmedizinische Behandlung durch eine TCM-Behandlung zu ergänzen. Bei der Therapie eines akuten Notfalls oder von Krebs beispielsweise kann die TCM helfen, den Zustand zu stabilisieren und das Leiden zu lindern. Dennoch wird es vorkommen, dass ein Schulmediziner vielleicht Antibiotika verabreicht und damit laut TCM gerade den falschen Impuls gibt, sodass sich die Störung weiter verstärkt. Daher ist es ratsam, den TCM-Therapeuten über eine fortbestehende schulmedizinische Behandlung zu informieren. Für die Fortschritte der Medizin sollte das übergeordnete Ziel sein, aus dem Wissen beider Systeme zu schöpfen und die Patienten also nicht prinzipiell entweder nach der westlichen oder nach der östlichen Methode zu behandeln, sondern mit dem jeweils erfolgversprechenderen Verfahren.

Muss ich meine Medikamente absetzen, bevor ich mich mit TCM behandeln lasse?

Nein. Wenn der TCM-Therapeut die schulmedizinischen Medikamente ersetzen sollte, dann nur schrittweise und auf Anweisung. Für ihn wäre es zwar einfacher, Sie frei von chemischen Präparaten zu untersuchen, weil Medikamente die

Symptome verfälschen. Wenn Sie beispielsweise Betablocker gegen Bluthochdruck einnehmen, dann täuscht das Mittel einen langsamen Kälte-Fülle-Puls vor, auch wenn Sie eigentlich ein Hitze-Typ sind. Deshalb sollten Sie zur ersten Sprechstunde eine Liste mit Ihren Medikamenten mitbringen.

Wann zahlen die Kassen?

Behandlungsdauer

Im Allgemeinen beträgt die Behandlungsdauer ca. zehn Stunden.
Akutbehandlung: Hier reichen oft fünf Stunden aus.
Chronische und multiple Beschwerden: Hier müssen Sie mit etwa 20 Stunden oder einer Wiederholung der Behandlungsserie rechnen.

Übernahme der Kosten durch gesetzliche Kassen

In Deutschland gilt der »allgemeine Leistungskatalog« als Richtlinie. Momentan sind weder Akupunktur noch die anderen Verfahren der TCM darin enthalten. Eine Entscheidung darüber steht an. Da der Leistungsumfang einzelner Kassen aber oft unterschiedlich ist, fragen Sie unbedingt nach den Bedingungen für eine Leistungsübernahme oder -beteiligung Ihrer Kasse. Rufen Sie die Leistungsabteilung Ihrer Krankenkasse an.

Die Kosten für eine Akupunkturbehandlung dürfen die Kassen übernehmen, sie zählt zu den so genannten anerkannten »neuen Verfahren«. Die Bezahlung hängt aber meist von einer Einzelfallprüfung ab. Meist bewilligen die Kassen die Kostenübernahme, wenn der Patient chronische Schmerzen hat wie beispielsweise bei Migräne, Trigeminus-Neuralgie, Lumbalgie, Ischialgie oder Schulter-Arm-Syndrom.

Normalerweise ist die Behandlung auf zehn Sitzungen mit maximal 25 Euro pro Behandlung begrenzt, das Spektrum reicht aber von fünf bis 25 Sitzungen.

Von diesen allgemeinen Richtlinien können die Kassen stark nach oben oder unten abweichen. Ein Sonderfall besteht, wenn die Möglichkeiten der Schulmedizin nachweislich ausgeschöpft sind, es keine anderen Behandlungsmöglichkeiten gibt und die Akupunktur anstelle der Schulmedizin ausgeübt wird.

Heilpraktiker dürfen derzeit von den gesetzlichen Kassen nicht bezahlt werden.

Übernahme der Kosten durch private Kassen

Private Kassen sehen häufig den Begriff »wissenschaftlich anerkannte Methode« nicht so streng wie die gesetzlichen. Laut Bundesgerichtshof müssen sie »Außenseitermethoden« bezahlen, wenn diese ebenso erfolgreich wirken wie die schulmedizinische Behandlung. Achten Sie darauf, ob eine Zusatzklausel die Behandlung beim Heilpraktiker ein- oder ausschließt. Schließt sie sie ein, werden in der Regel auch Teile der TCM-Behandlung übernommen. Bei der Berechnung ihrer Leistungen sind Ärzte und Heilpraktiker an eine allgemeine Gebührenordnung gebunden.

Für Österreich gilt

Akupunktur darf in Österreich nur von Ärzten praktiziert werden, da der Einstich eine Verletzung der intakten Hautoberfläche ist, die nur Ärzten zusteht. Tuina-Massage wird von Ärzten und Masseuren verabreicht und kann auch von beiden unter Umständen über die Kassen abgerechnet werden. Die klassische Nadelakupunktur ist auf der Indikationsliste des Obersten Sanitätsrates und ist daher eine Kassenleistung. In welchem Umfang die Kassen aber die Behandlung übernehmen oder rückerstatten, hängt stark vom Bundesland und der Krankenkasse ab.

Von der Oberösterreichischen Gebietskrankenkasse wird die Akupunktur bei gewissen Indikationen auf Krankenschein angeboten. Zum Beispiel zur Behandlung von Schmerzen bei Verschleißerscheinungen von Skelett, Muskulatur und Sehnen oder bei allergischen Erkrankungen, um Beschwerden und Reizsymptome zu lindern.

Die städtischen Spitäler Wiens haben einen Pauschalbetrag für ambulante Behandlungen zur Verfügung. Diesen dürfen sie in eigenem Ermessen auch für Akupunkturbehandlungen ausgeben. In den Ambulatorien der Wiener Gebietskrankenkassen, den Gesundheitszentren, gehört Akupunktur zur Krankenbehandlung für die eigenen Versicherten. Fremdversicherte müssen einen Antrag bei Ihrer Krankenkasse stellen. Für niedergelassene Ärzte ist Akupunktur nicht im Leistungskatalog enthalten.

Generell gilt auch hier: Fragen Sie am besten vor der Behandlung in der Leistungsabteilung Ihrer Krankenkasse nach.

Für die Schweiz gilt

In der Schweiz werden seit 1. Juli 1999 alle ärztlichen Leistungen im Bereich Akupunktur und TCM durch die Grundversicherung der Krankenkassen übernommen. Voraussetzung dazu ist eine von der FMH (Foederatio Medicorum Helveticorum – Verbindung der Schweizer Ärzte) anerkannte Weiterbildung des Arztes. Einheitliche Tarife für Ärzte traten ab 2001 in Kraft. Möglicherweise werden Sie auf Zuzahlungen angesprochen.

Stimmen aus der Praxis

Professor Dr. Gertrude Kubiena:

Prof. Dr. med. et Mag. phil. Gertrude Kubiena, Wien, behandelt seit 1972 mit Akupunktur und in den letzten Jahren auch zunehmend mit TCM-Kräutertherapie.

»Ich liebe an der TCM, dass sie auf einer absolut geschlossenen Logik und nicht auf nebulösem esoterischem Gefasel beruht. Erkennen und Einordnen von Symptomen führt unfehlbar zur richtigen Diagnose und damit zur richtigen Therapie. Oft, aber keineswegs immer, ist sie der westlichen Medizin überlegen, vor allem dort, wo die westliche Medizin nicht mehr weiterweiß. Dies ist der Fall bei Rheuma, Schuppenflechte, psychosomatischen Erkrankungen sowie in vielen Fällen, in denen der Patient aufgrund seiner Befunde gesund sein müsste, aber trotzdem massive Beschwerden hat. Die TCM behandelt nämlich nicht Befunde, sondern Befinden. Sie erlaubt mir, sehr individuell – und zugleich sehr diskret – auf die Beschwerden und Bedürfnisse des Patienten einzugehen. Zuverlässig und erfolgreich ist die TCM aber nur, wenn man ihre Stärken und Schwächen kennt. Daher ist die Zusammenarbeit mit der Schulmedizin unabdingbare Voraussetzung. Ich vernachlässige nie die zusätzliche westliche Diagnostik.«

Dr. Rainer Nögel:

Dr. Rainer Nögel, Internist, Dozent der Internationalen Gesellschaft für chinesische Medizin, praktiziert heute ausschließlich TCM in der Praxis Dr. Hempen, München

»Ich betreibe die TCM seit mehr als zehn Jahren und habe mit ihr ein neues Menschenbild gewonnen. Mich fasziniert, dass man mit der TCM Zugang zu Störungen und Beschwerden hat, die der Schulmedizin verschlossen sind. Dies sind zum Beispiel die degenerativen und funktionellen Erkrankungen sowie die Schmerzzustände.

Als Internist gefällt mir vor allem Folgendes: Zur TCM braucht man keine Apparate, sondern man diagnostiziert mit den eigenen Sinnen und therapiert – mehr oder weniger – mit den eigenen Händen.

Die TCM ist sehr schlüssig und klar aufgebaut. Sie ist ein klinisch sehr erprobtes System, in dem man, Erfahrung vorausgesetzt, erfolgreich und nebenwirkungsfrei behandeln kann.«

Stefan Herker:

Stefan E. Herker, Heilpraktiker, München, praktiziert in seiner Praxis TCM und ergänzt sie durch moderne Naturheilverfahren.

»Die TCM trägt vor allem den Krankheiten Rechnung, die bei uns sehr verbreitet, aber schlecht therapierbar sind. Diese meist chronischen Krankheiten entwickeln sich über einen

langen Zeitraum, in dem sie mit ihren unspezifischen Symptomen für die Schulmedizin noch nicht therapiewürdig sind. Die TCM bietet dagegen einen idealen Ansatz, körperliche und seelische Dispositionen und Schwächen schon dann zu erkennen, wenn noch keine klinischen Auffälligkeiten da sind. Sie erkennt Symptome, die durch das Raster der westlichen Medizin fallen. So ist ein Patient für sie schon dann in einem deutlich nicht gesunden Zustand, wenn Laborparameter wie Blutbild oder Röntgen noch keinen Befund ergeben.
Gerade weil die TCM die so genannten funktionellen Krankheiten gut angehen kann, ist sie ein wichtiges Bindeglied zwischen der ärztlichen Notfallintervention und einfacher Gesundheitspflege. Wenn aber Strukturen zerstört oder Organe irreversibel geschädigt sind, dann kann auch die TCM diese nicht wiederherstellen.«

Dr. Christoph Kunkel:

Dr. Christoph Kunkel, Internist und Arzt für Allgemeinmedizin, Fulda, praktiziert seit mehr als 30 Jahren überwiegend TCM.

»Mich fasziniert, dass die TCM sämtliche Aspekte einer Krankheit abdeckt und dazu die verschiedenen Ebenen des Menschen einbezieht. Ob Psyche, Haut, ein Verdauungsproblem oder ein bösartiges Leiden, die therapeutischen Einflussmöglichkeiten sind fast unbegrenzt kombinierbar.
Im Gegensatz zu anderen ganzheitlichen Methoden wie etwa der anthroposophischen Medizin ist sie absolut rational. Und im Gegensatz zur Schulmedizin ist sie human. Patient und Arzt verständigen sich unmittelbar ohne Fachsprache. Der Patient spricht von Schwindelgefühl oder Herzrasen und muss diese Beobachtungen nicht als Kreislaufproblem oder Blut-

hochdruck vorinterpretieren. Die Beobachtungen des Patienten sind für die Diagnose ebenso wichtig wie die Beobachtungen des Arztes. So sitzen sich in einer TCM-Praxis zwei gleichwertige Beobachter gegenüber. Ich als Arzt überwache nicht den Patienten. Ich gewinne durch die große Bandbreite an Befunden ein vielschichtiges Bild von ihm – und damit Mitgefühl und Verständnis.«

Literatur

Udayana Gendo / Günter Gerhardt
Praxishandbuch Chinesische Medizin
Urban & Fischer Verlag
2002
In ungewöhnlicher Form geschrieben – nämlich an den Krankheiten orientiert –, lässt dieses Buch auch die westlichen Behandlungsmethoden nicht außer Acht.

Ute Engelhardt / Carl-Hermann Hempen
Chinesische Diätetik
Urban & Fischer Verlag
2002
Ein sehr umfassendes und sorgfältiges Werk über die Nahrungsmittel und welchen Stellenwert sie in der TCM haben. Gründliche Einführung, Lehrbuch und Nachschlagewerk.

Julia Kleinhenz
Chinesische Diätetik. Medizin aus dem Kochtopf
VWB - Verlag für Wissenschaft und Bildung
2003
Alles, was wir essen, hat einen Einfluss auf unser Befinden. Es gibt im Chinesischen keine gesunden Nahrungsmittel, nur passende. Was zu Ihnen passt, können Sie mit diesem Büchlein, geschrieben von einer Ärztin, herausfinden.

Ted J. Kaptchuk
Das große Buch der chinesischen Medizin
Heyne Verlag
2001
Ein Standardwerk chinesischer Heilkunst von einem namhaften Experten in der »soundsovielten« Neuauflage. Klar und leicht verständlich werden die Grundprinzipien fernöstlicher Medizin in Theorie und Praxis erläutert und für den westlichen Leser praktisch nutzbar gemacht.

Adressen

Institut für integrative Medizin
Prinzenstr. 47
80639 München
Tel. 089/178 20 61
Fax 089/178 79 690
www.stefanherker.de
stefan.herker@t-online.de
Praxis von TCM-Therapeut Stefan Herker,
der dieses Buch fachlich unterstützt hat.

Therapieverfahren:
Akupunktur, Tuina, Qi Gong,
ganzheitliche Ernährungsberatung und
Stoffwechselumstellung

Anwendung bei folgenden Krankheiten:
Schmerzen und Krankheiten des Bewegungsapparates,
Schmerzen im Allgemeinen, Allergien

Kaiser-Karl-Klinik
Graurheindorferstr. 137
53117 Bonn
Tel. 02 28/68 33-0
Fax 02 28/68 33-444
www.kaiser-karl-klinik.de
info@kaiser-karl-klinik.de

Therapieverfahren:
Akupunktur, Moxibustion, Tuina, Qi Gong, Heilkräutertherapie

Anwendung bei folgenden Krankheiten (keine Spezialisierung):
Atemwegserkrankungen, Erkrankungen des Bewegungsapparates, Hautkrankheiten, Erkrankungen des Herz-/Kreislaufsystems, Nervensystemerkrankungen, Erkrankungen des Magen-Darmtraktes und des Urogenitaltraktes

Klinik SiLiMa
Im Gut Spreng
83083 Riedering
Tel. 080 36/309-0
Fax 080 36/309-231
www.klinik-silima.de
info@klinik-silima.de

Therapieverfahren:
Akupunktur, Moxibustion, Tuina, Psychotonik nach Glaser

Spezialisiert auf folgende Krankheiten:
Chronische Krankheiten und schwere Krankheitsverläufe

Klinik am Steigerwald
Waldesruh
97447 Gerolzhofen
Tel. 093 82/949-0
Fax 093 82/949-209
www.tcmklinik.de
info@tcmklinik.de

Therapieverfahren:
Akupunktur, Moxibustion, Tuina,
Psychotonik nach Glaser

Spezialisiert auf folgende Krankheiten:
Chronische Krankheiten und schwere Krankheitsverläufe

Rehaklinik Raupennest
Sachsens Integriertes Zentrum für Gesundheitsförderung
Rehefelder Str. 18
01773 Altenberg
Tel. 03 50 56/30-5118 bis 5120
Fax 03 50 56/30-8888
www.raupennest.de
info@raupennest.de

Therapieverfahren:
Akupunktur, Moxibustion, Tuina, Schröpfen, Heilkräutertherapie

Anwendung bei folgenden Krankheiten (keine Spezialisierung):
Erkrankungen der Gelenke und des Bewegungsapparates, chronische Schmerzen, Asthma, Hautkrankheiten, Herz- und Kreislauferkrankungen, Erkrankungen des Verdauungstraktes, Schlafstörungen, Erschöpfungszustände, Allergien, Frauenkrankheiten, Erkrankungen der Harnwege und Geschlechtsorgane, Stresserkrankungen

Ev. Bathildiskrankenhaus Bad Pyrmont gemeinnützige GmbH
Maulbeerallee 4
31812 Bad Pyrmont
Tel. 05281/99-1661
Fax 05281/99-1662
www.bathildis.de
tcm@bathildis.de

Therapieverfahren:
Akupunktur, Moxibustion, Tuina, Qi Gong

Anwendung bei folgenden Krankheiten (keine Spezialisierung):
Atemwegserkrankungen, Erkrankungen des Bewegungsapparates, Hautkrankheiten, Erkrankungen des Herz-/Kreislaufsystems, Nervensystemerkrankungen, Erkrankungen des Magen-Darmtraktes und des Urogenitaltraktes, Stoffwechsel- und Suchtkrankheiten, Prüfungsangst, Abnehmen bei Übergewicht, Bettnässen, Hörsturz, Tinnitus und Wechseljahrbeschwerden

Johanniter-Krankenhaus Bramsche gemeinnützige GmbH
Hasestr. 16-18
49565 Bramsche
Tel. 05461/805-0
Fax 05461/805-185
www.johanniter-bramsche.de
zentrale@johanniter-bramsche.de

Therapieverfahren:
Akupunktur, Moxibustion, Tuina, Qi Gong,
Heilkräutertherapie

Anwendung bei folgenden Krankheiten (keine Spezialisierung):
Erkrankungen des Stütz- und Bewegungsapparates, neurologische Erkrankungen, psychosomatische Erkrankungen, Hauterkrankungen, Hals-, Nasen-, Ohren-Erkrankungen, pulmonale und Herz-/Kreislauferkrankungen, gastrointestinale Erkrankungen, gynäkologische und urologische Erkrankungen, Augenerkrankungen

TCM-Klinik Kötzting
Ludwigstr. 2
93444 Kötzting
Tel. 099 41/609-0
Fax 099 41/609-499
www.tcm-klinik-koetzting.de
info@tcm-klinik-koetzting.de

Therapieverfahren:
Akupunktur, Moxibustion, Diätetik, Tuina, Arzneimitteltherapie, Qi Gong

Spezialisiert auf folgende Krankheiten:
Akute Erkrankungen, chronische Erkrankungen, funktionelle Störungen, Schmerzzustände

Gesundheits-Zentrum Saarschleife
Cloefstr. 1a
66693 Mettlach-Orscholz
Tel. 068 65/90-0
Fax 068 65/90-18 00
www.saarschleife.de
info@saarschleife.de

Therapieverfahren:
Akupunktur, Akupressur, Moxibustion, Diätetik, Tai Chi, Qi Gong, Heilkräutertherapie

Anwendung bei folgenden Krankheiten (keine Spezialisierung):
Chronische Schmerzen, Erkrankungen des Bewegungsapparates, Stresserkrankungen, Erkrankungen des Verdauungstraktes, Erkrankungen der Atemwege, Allergien, Hautkrankheiten, Herz-/Kreislauferkrankungen, Immunschwäche, Lähmungen, Frauenkrankheiten, Tumornachsorge

Zentrum für Traditionelle und Integrative Medizin am St. Hedwig-Krankenhaus Berlin
Akademisches Lehrkrankenhaus der Charité
Große Hamburger Str. 5-11
10115 Berlin
Tel. 030/2311-2527
Fax 030/2311-2202
www.alexius.de
a.kuerten@alexius.de

Therapieverfahren:
Akupunktur, Moxibustion, Chinesische Ernährungsberatung und Kräuterheilkunde, Tuina, Qi Gong, Reiki, Osteopathie

Anwendung bei folgenden Krankheiten (keine Spezialisierung):
Beschwerden im Bereich der Wirbelsäule und Gelenkerkrankungen, Augenerkrankungen, neurologische Erkrankungen, Herz-/Kreislauferkrankungen, Lungen-

erkrankungen, Erkrankung der Magen-Darm-Traktes, urologische und gynäkologische Erkrankungen, Hals-Nasen-Ohren-Erkrankungen, Schlafstörungen, Erschöpfungszustände, Depressionen, Konzentrations- und Lernstörungen, Suchtkrankheiten, Übergewicht

Deutsches Zentrum für Traditionelle Chinesische Medizin
Johannesbad Reha-Kliniken AG
Johannesbadstr. 2
94072 Bad Füssing
Tel. 085 31/23-20 03
Fax 085 31/23-29 86
www.johannesbad.de
info@johannesbad.de

Therapieverfahren:
Akupunktur, Moxibustion, Tuina, Qi Gong und Tai Chi, Heilkräutertherapie

Anwendung bei folgenden Krankheiten (keine Spezialisierung):
Erkrankungen der Gelenke und des Bewegungsapparates, Erkrankungen des Verdauungstraktes, Herz-/Kreislauferkrankungen, Schlafstörungen, Erschöpfungszustände, Steigerung der Abwehrkräfte, Gewichtsreduktion, Stresserkrankungen, Frauenkrankheiten, Allergien, chronische Schmerzen, Asthma, Hauterkrankungen, Erkrankungen der Harnwege und Geschlechtsorgane

TCM Klinik Ottobeuren
Memminger Str. 31
87724 Ottobeuren/Allgäu
Tel. 083 32/93-61 10
Fax 083 32/93-178
www.tcm-ottobeuren.de
info@tcm-ottobeuren.de

Therapieverfahren:
Akupunktur, Tuina, Kräuterrezeptur

Anwendung bei folgenden Krankheiten (keine Spezialisierung):
Erkrankungen des Stütz- und Bewegungsapparates, Erkrankungen des Verdauungstraktes, Herz-, Kreislauf- und Gefäßerkrankungen, Stresserkrankungen, Hautkrankheiten, Erkrankungen der Harnwege und Geschlechtsorgane, Erkrankungen der Atemwege und Husten, funktionelle Kopf- und Gesichtsschmerzen, neurologische Erkrankungen, gynäkologische Erkrankungen, Augenerkrankungen, Immunschwäche, endokrinologische Erkrankungen, psychische Erkrankungen

Glossar der östlichen medizinischen Begriffe

Äußere Faktoren: Wind, Wärme, Feuchtigkeit, Trockenheit, Kälte. Sie wirken auf den Menschen ein, sind dann krankmachend. Mit ihnen beschreibt man auch medizinische Vorgänge im Körperinneren.

Akupunkturpunkte: Genau definierte Stellen an der Körperoberfläche, über die das energetische System des Menschen beeinflusst werden kann.

Dantian: In der Übersetzung ist es das »Zinnoberfeld« – ein Bereich mit hoher Energiedichte oder vielmehr Qi-Dichte, vergleichbar mit dem japanischen »Hara«.

De-Qi (sprich dö-tschi): Wichtige Nadelsensation in der Akupunktur. Der Reiz fühlt sich leicht elektrisch oder dumpf-taub an und zeigt, dass der Stich korrekt ist.

Dreifacher Erwärmer: Er zählt zu den Organen/Funktionskreisen, ist aber rein funktionell definiert und existiert anatomisch nicht. Nach traditioneller Vorstellung verläuft er vom Zungengrund bis zum After und vereint die Funktionen des Atmungs-, Verdauungs- und Urogenitaltraktes in der Gesamtheit. Zusammen mit dem Funktionskreis Herzbeutel ist er für die Regulation des Säfteumlaufs zuständig.

Elemente, fünf: Holz, Feuer, Erde, Metall, Wasser sind Elemente, die ineinander übergehen. Holz ist dabei die Mutter von Feuer, Feuer die Mutter von Erde usw. Das Modell beschreibt zyklische Prozesse in der TCM und in der chinesischen Kultur. Eine Mutter nährt ihr Kind, ein Kind kann seine Mutter schwächen. Den Elementen sind Jahreszeiten, Meridianpaare, Himmelsrichtungen, Wandlungsphasen, äußere Faktoren und Farben zugeordnet. Diese verhalten sich den Elementen vergleichbar.

Essenz (Jing): Eine Art Lebenskraft in feiner und reiner feinstofflicher Form. Essenz gilt auch als materielle Basis des Qi. Die Milz destilliert Essenz aus der Nahrung, schickt sie nach oben. Was im Herzen ankommt, wird zu Blut verwandelt. Was in der Lunge ankommt, wird zu Qi. Eine andere Art von Essenz ist angeboren und in der Niere gespeichert. Sie nimmt im Laufe des Lebens ab, besonders schnell durch übermäßige sexuelle Aktivität.

Funktionskreise: Sie liegen im Körperinnern und sind ein Modell für die Schaltstellen der Energie im Körper. Oft tragen sie die Namen von Organen. Sie sind funktionell und nicht anatomisch und physiologisch definiert.

Geschmacksrichtung: Jedes Lebens- und Arzneimittel hat eine oder mehrere Geschmacksrichtungen (süß, sauer, bitter, scharf, salzig). Sie gibt darüber Aufschluss, in welcher Körpertiefe das Nahrungsmittel wirkt.

Leitkriterien: Acht Grundkategorien, in die bei der Diagnose die beobachteten Symptome eingeordnet werden können. Dies sind: Yin/Yang, Innen/Außen, Wärme/Kälte, Fülle/Schwäche.

Meridian: Leitbahnen von Qi, die nahe der Körperoberfläche liegen. Funktionale Verbindungen der Akupunkturpunkte.

Mitte: Das Zusammenspiel der Funktionskreise Milz und Magen. Im Magen sammelt sich die Nahrung, die Wärme der Milz sorgt dafür, dass aus der Nahrung Klares (Essenz) herausdestilliert und Trübes ausgeschieden wird. Die Mitte ist also für die Aufnahme und Erschließung von Nahrung zuständig.

Organuhr: Qi fließt im Körper und konzentriert sich nach einem immer gleichen Rhythmus für je zwei Stunden in einem Organ/Funktionskreis. Dieses ist dann besonders empfänglich für Therapie und besonders empfindsam bei Störungen.

Qi: Kennzeichen des Lebendigen. Nur mit vielen Worten übersetzbar, wie Energie, Kraft, Atem, Odem, Dampf. Muss immer in Bewegung sein, ist im Körper vor allem in Organen/Funktionskreisen und in Meridianen.

Schleim: Gehört zum krankheitsauslösenden Faktor Feuchtigkeit, bildet sich im Inneren. Wenn der Funktionskreis der Mitte schwach ist, kann er aus der Nahrung das Klare nicht vom Trüben trennen. Das Ungeklärte bleibt zurück, sammelt sich (Bronchialschleim, Schwellungen etc.) und ist ungesund.

Sechs-Schichten-Modell: Der Körper besteht aus drei äußeren Yang-Schichten und drei inneren Yin-Schichten. Für die Diagnose ist es entscheidend, auf welcher Schicht sich ein krankmachender Faktor befindet.

Shen: Geist. Der Begriff steht für wesentliche mentale Eigenschaften, entspricht aber nicht unserem Geist als Gegenteil von Körper. Shen ist eingebettet in den Qi-Kreislauf, wird im Funktionskreis des Herzens gespeichert und von Yang genährt. Emotionen und Denkfähigkeit sind also von so genannten körperlichen Faktoren abhängig.

Temperament: Lebens- und Nahrungsmittel sind unterteilt in kalt, kühl, neutral, warm und heiß. Diese Temperamente zeigen an, wie ein Nahrungsmittel das Qi bewegt, nämlich leicht oder stark, nach oben oder nach unten.

Wandlungsphasen, fünf: Entstehen, Wachsen, Umwandlung, Aufnehmen, Bewahren/Stagnation. Siehe *Elemente.*

Wei-Qi: Wehr- oder Abwehrenergie. Eine besondere Form von Qi, die den Organismus vor krankmachenden äußeren Faktoren schützen soll. Vorstellung: Umhüllt den Körper unter der Haut und funktioniert wie eine umgekehrte Sprenkelanlage, die fein zerstäubte Flüssigkeit von unten gegen die Haut drückt. Wird von der Lunge versorgt.

Xue: Blut. Die stoffliche Ergänzung zu Qi. Xue umfasst alle menschlichen Säfte, darunter auch das Blut. Es wird im Herzen aus der Essenz gebildet und befeuchtet und nährt alle Gewebe.

Yin und Yang: Ein gedankliches Gegensatzpaar, dem alles in der Welt und im Universum zugeordnet werden kann. Aus der ursprünglichen Vorstellung »Yin ist die schattige Seite des Hügels und Yang die sonnige Seite« bekam Yin erst das dunkle, kalte, empfangende zugeordnet und Yang das helle, warme, gebende. Daraus entwickelte sich die Vorstellung, dass Yin der Erde und Yang dem Himmel entspricht. Yin ist also das Materielle und Yang das Energetische. Es gibt viele Gegensatzpaare. Ein jedes ist aber untrennbar und bedingt sich gegenseitig.

Register